全国高职高专院校护理类专业核心教材

护理管理学基础

（供护理、助产专业用）

主　编　何秀萍　程晓莉
副主编　李文杰　吴彦英　马雪琴
编　者　（以姓氏笔画为序）
　　　　马雪琴（大理护理职业学院）
　　　　王　蓉（楚雄医药高等专科学校）
　　　　李文杰（山东医学高等专科学校）
　　　　杨　帆（国药一机医院）
　　　　吴彦英（邢台医学高等专科学校）
　　　　何秀萍（楚雄医药高等专科学校）
　　　　高燕飞（重庆三峡医药高等专科学校）
　　　　郭　云（山东省青岛第二卫生学校）
　　　　程晓莉（重庆三峡医药高等专科学校）
　　　　谭祥娥（江苏医药职业学院）

中国健康传媒集团
中国医药科技出版社

内 容 提 要

本教材是"全国高职高专院校护理类专业核心教材"之一，系根据《高等职业学校专业教学标准》要求，紧密结合《职业教育专业目录（2021 年）》人才培养一体化要求和课程特点编写而成。全书共分 10 章，以管理职能为主线展开编写，主要内容包括绪论，管理理论和管理原理，护理人力资源管理，计划，组织，护理质量管理，领导，控制，护理临床教学管理，护理管理与法律、法规等。本教材为书网融合教材，即纸质教材有机融合电子教材、教学配套资源（PPT、微课、视频、图片等）、题库系统、数字化教学服务（在线教学、在线作业、在线考试），使教学资源更加多样化、立体化、直观化。

本教材供全国高职高专院校护理、助产专业用。

图书在版编目（CIP）数据

护理管理学基础/何秀萍，程晓莉主编．—北京：中国医药科技出版社，2022.3

全国高职高专院校护理类专业核心教材

ISBN 978 - 7 - 5214 - 3067 - 7

Ⅰ.①护… Ⅱ.①何… ②程… Ⅲ.①护理学 - 管理学 - 高等职业教育 - 教材 Ⅳ.①R47

中国版本图书馆 CIP 数据核字（2022）第 026533 号

美术编辑　陈君杞
版式设计　友全图文

出版　**中国健康传媒集团** | 中国医药科技出版社
地址　北京市海淀区文慧园北路甲 22 号
邮编　100082
电话　发行：010 - 62227427　邮购：010 - 62236938
网址　www.cmstp.com
规格　889mm × 1194mm $^1/_{16}$
印张　10 $^1/_4$
字数　260 千字
版次　2022 年 3 月第 1 版
印次　2022 年 3 月第 1 次印刷
印刷　三河市万龙印装有限公司
经销　全国各地新华书店
书号　ISBN 978 - 7 - 5214 - 3067 - 7
定价　**35.00 元**

获取新书信息、投稿、为图书纠错，请扫码联系我们。

为了贯彻党的十九大精神，落实国务院《国家职业教育改革实施方案》文件精神，将"落实立德树人根本任务，发展素质教育"的战略部署要求贯穿教材编写全过程，充分体现教材育人功能，深入推动教学教材改革，中国医药科技出版社在院校调研的基础上，于2020年启动"全国高职高专院校护理类、药学类专业核心教材"的编写工作。在教育部、国家药品监督管理局的领导和指导下，在本套教材建设指导委员会和评审委员会等专家的指导和顶层设计下，根据教育部《职业教育专业目录（2021年）》要求，中国医药科技出版社组织全国高职高专院校及其附属机构历时1年精心编撰，现该套教材即将付梓出版。

本套教材包括护理类专业教材共计32门，主要供全国高职高专院校护理、助产专业教学使用；药学类专业教材33门，主要供药学类、中药学类、药品与医疗器械类专业师生教学使用。其中，为适应教学改革需要，部分教材建设为活页式教材。本套教材定位清晰、特色鲜明，主要体现在以下几个方面。

1.体现职业核心能力培养，落实立德树人

教材应将价值塑造、知识传授和能力培养三者融为一体，融入思想道德教育、文化知识教育、社会实践教育，落实思想政治工作贯穿教育教学全过程。通过优化模块，精选内容，着力培养学生职业核心能力，同时融入企业忠诚度、责任心、执行力、积极适应、主动学习、创新能力、沟通交流、团队合作能力等方面的理念，培养具有职业核心能力的高素质技能型人才。

2.体现高职教育核心特点，明确教材定位

坚持"以就业为导向，以全面素质为基础，以能力为本位"的现代职业教育教学改革方向，体现高职教育的核心特点，根据《高等职业学校专业教学标准》要求，培养满足岗位需求、教学需求和社会需求的高素质技术技能型人才，同时做到有序衔接中职、高职、高职本科，对接产业体系，服务产业基础高级化、产业链现代化。

3.体现核心课程核心内容，突出必需够用

教材编写应能促进职业教育教学的科学化、标准化、规范化，以满足经济社会发展、产业升级对职业人才培养的需求，做到科学规划教材标准体系、准确定位教材核心内容，精炼基础理论知识，内容适度；突出技术应用能力，体现岗位需求；紧密结合各类职业资格认证要求。

4. 体现数字资源核心价值，丰富教学资源

提倡校企"双元"合作开发教材，积极吸纳企业、行业人员加入编写团队，引入一些岗位微课或者视频，实现岗位情景再现；提升知识性内容数字资源的含金量，激发学生学习兴趣。免费配套的"医药大学堂"数字平台，可展现数字教材、教学课件、视频、动画及习题库等丰富多样、立体化的教学资源，帮助老师提升教学手段，促进师生互动，满足教学管理需要，为提高教育教学水平和质量提供支撑。

编写出版本套高质量教材，得到了全国知名专家的精心指导和各有关院校领导与编者的大力支持，在此一并表示衷心感谢。出版发行本套教材，希望得到广大师生的欢迎，对促进我国高等职业教育护理类和药学类相关专业教学改革和人才培养做出积极贡献。希望广大师生在教学中积极使用本套教材并提出宝贵意见，以便修订完善，共同打造精品教材。

贾　强　山东药品食品职业学院

高璀乡　江苏医药职业学院

葛淑兰　山东医学高等专科学校

韩忠培　浙江药科职业大学

覃晓龙　遵义医药高等专科学校

委　　　员（以姓氏笔画为序）

王庭之　江苏医药职业学院

兰作平　重庆医药高等专科学校

司　毅　山东医学高等专科学校

朱扶蓉　福建卫生职业技术学院

刘　亮　遵义医药高等专科学校

刘林凤　山西药科职业学院

李　明　济南护理职业学院

李　媛　江苏食品药品职业技术学院

孙　萍　重庆三峡医药高等专科学校

何　雄　浙江药科职业大学

何文胜　福建生物工程职业技术学院

沈　伟　山东中医药高等专科学校

沈必成　楚雄医药高等专科学校

张　虹　长春医学高等专科学校

张奎升　山东药品食品职业学院

张钱友　长沙卫生职业学院

张雷红　广东食品药品职业学院

陈　亚　邢台医学高等专科学校

陈　刚　赣南卫生健康职业学院

罗　翀　湖南食品药品职业学院

郝晶晶　北京卫生职业学院

胡莉娟　杨凌职业技术学院

徐贤淑　辽宁医药职业学院

高立霞　山东医药技师学院

康　伟　天津生物工程职业技术学院

傅学红　益阳医学高等专科学校

前　言

　　护理管理学是现代护理学的分支学科，是一门综合交叉学科，包括管理学、护理学、临床医学、心理学及相关人文科学等，是护理专业学生的一门重要必修课程，对培养新型高素质护理人才具有重要意义。

　　本教材编写紧紧围绕专业人才培养目标，以岗位能力需求为导向，以职业能力培养为根本。编写框架仍以管理职能为主线展开，内容上对教材结构进行整体融合，在理论知识系统性和逻辑性方面进一步完善，使各章节的篇幅及知识结构更加合理，结合我国医疗卫生体制改革及护理专业的发展趋势，增加了护理人员职业生涯规划和护理临床教学管理的内容。本教材共分10章，主要内容包括绪论（何秀萍编写），管理理论和管理原理（李文杰编写），计划（王蓉编写），组织（吴彦英编写），护理人力资源管理（程晓莉编写），领导（马雪琴编写），控制（郭云编写），护理质量管理（谭祥娥编写），护理临床教学管理（杨帆编写），护理管理与法律、法规（高燕飞编写）。在编排上，每章章首有"学习目标"提示知识、技能、素质目标，并设有"导学情境"分析情境中的专业性问题，引发学生思考，从而引出学习内容；章中通过"练一练""看一看""想一想""护爱生命""重点回顾"等模块提高学习效果，拓宽学生知识面，实现立德树人的根本任务。

　　本教材为书网融合教材，即纸质教材有机融合电子教材、教学配套资源（PPT、微课、图片等）、题库系统、数字化教学服务（在线教学、在线作业、在线考试），使教学资源更加多样化、立体化、直观化。

　　本教材由多所高等院校从事护理教学的教师和多家临床医疗机构的带教教师共同编写而成，全体编者以科学、严谨的态度和极大的热情参与编写，在此向各位编委表示诚挚的感谢！

　　受编者水平所限，书中疏漏之处在所难免，殷切希望广大同行和师生批评指正，提出宝贵意见，以便修订完善。

编　者

2021 年 9 月

目 录

第一章 绪 论

学习目标

知识目标：

1. 掌握 管理对象、职能及作用；管理学、护理管理、护理管理学的研究对象；护理管理的任务；护理管理者的角色与技能；护理管理的特点。

2. 熟悉 管理、管理学、护理管理、护理管理学的概念；管理的作用与方法；护理管理学的性质。

3. 了解 管理学的基本特征。

技能目标：

结合护理管理实践工作，能运用合理的护理管理原理、知识、方法对管理对象进行有效的管理，并实现组织的目标。

素质目标：

具有科学管理意识；具备有效运用管理资源，遵循以人为本、尊重和保护患者权利的管理素质。

导学情景

情境描述： 某中心医院近5年来，通过深化优质医疗护理服务、全面推进医疗护理管理改革、积极引进人才、分岗培训、改革分配制度、落实配套保障措施，并经过管理创新带动观念创新、服务创新、技术创新、体制创新、机制创新等，目前已发展为开放床位900余张，拥有价值3亿余元先进医疗设备、1200余名医务人员（其中高学历人才400多名）的三级综合性医院。该院工作管理目标得到充分实践，患者满意度逐年提高，具有一定核心竞争力和抗风险能力，成为医院医疗护理管理改革的成功案例。

情景分析： 中心医院通过科学有效的管理发展成为一家具有一定核心竞争力和抗风险能力的三级综合性医院，由此可见，对管理对象实施行之有效的计划、组织、领导、控制、人力资源管理是实现组织目标的重要基石。

讨论： 1. 什么是科学的管理？

2. 如何通过科学管理提升医院组织的整体水平？

3. 科学管理中可能涉及的主要要素有哪些？

学前导语： 管理活动随着人类的生存与发展孕育而生，也伴随着人类的发展而成熟。人类活动的性质决定了每一个个体或组织都离不开管理。无论是原始社会还是现代社会，管理活动时时刻刻都在发生。现代管理学之父彼得·德鲁克说，管理是所有组织特有和独具特色的工具。不同的群体有不同的管理方式，不同的组织有不同的管理原理和管理方法，由此诞生了分门别类的管理学科。护理管理者除了具备护理学基本知识和技能外，还应掌握护理管理的基本理论和方法，并应用到护理工作中，实现护理工作的高效性、规范性、科学性。

PPT

第一节　管理和管理学

一、管理概述 e 微课

（一）管理的概念

1. 管理　作为一种社会实践活动，普遍存在于每个领域的各项工作中，但不同的理论学派对管理概念的解释各有不同。例如：管理决策学派认为"管理就是决策""管理就是领导"；管理职能学派认为"管理就是计划、组织、指挥、协调和控制"；现代管理学派认为"管理是指同别人一起，或通过别人使活动完成得更有效的过程"。

综上所述，管理是指管理者为了实现组织目标，对组织内部资源进行计划、组织、人力资源管理、领导、控制，促进其协调配合，充分发挥人的积极性，以取得最大组织效益的动态过程。管理的概念包含 4 个基本点。

（1）目的　实现组织目标。

（2）核心　计划、组织、人力资源管理、领导、控制 5 大职能的实现。

（3）基础　对人、物、财、时间、信息等各种资源的有效协调。

（4）本质　以最少的投入获得最大的经济效益和社会效益。

2. 管理者　是指领导组织成员实现组织既定目标的人，是组织活动的指挥者而非操作者。

组织内的管理者可分为基层、中层、高层管理者。例如：在护理组织结构中，病房护士长是最基层的管理者，科护士长是中层管理者，护理副院长、护理部正副主任是高层管理者。但对于辅助护士而言，护士既是管理者也是操作者。

👁 看一看

管理学诞生的标志

1954 年，美国克莱蒙特研究生大学教授彼得·德鲁克所著《管理实践》的问世，标志着管理学的诞生。"现代管理学之父"彼得·德鲁克教授创建了管理这门学科，并精辟地阐述了管理的本质："管理是一种实践，其本质不在于'知'而在于'行'；其验证不在于逻辑，而在于成果；其唯一权威就是成就。"

（二）管理的对象

管理对象又称管理要素，是管理的客体，是指在管理者实施管理活动中作用的对象。在一个组织中，管理对象主要指人、物、财、信息、时间、技术、空间等，其中人是最重要的管理对象。

1. 人　是管理的核心要素，管理中最重要的内容，属于能动资源。人是社会中的个体，在对人进行管理的过程中，不仅要重视以人为本，充分调动人的积极性、主动性、创造性，而且要注重对人的心理、思想与行为进行有效管理，做到事得其人、人尽其才、才尽其用、用人所长，通过有效的人力资源管理提高组织人力资本的价值，最终实现组织的目标。

2. 物　是管理中的非能动资源。主要指组织中所掌握和支配的仪器、设备、能源、材料、产品等。组织的生存与发展都离不开物质基础。在对物进行管理时要遵循事物发展的客观规律，应根据组织的目标与实际情况，对各种物力资源进行最优组合，做到物尽其用、开源节流，杜绝浪费、积压等情况的发生。

3. 财 包括财务与经济。财力资源是具有一定运动规律与独立性的特殊资源，是各种财力资源的价值体现。对财力资源进行管理时要遵循经济规律，做到财尽其力、用财生财，合理使用资金保证管理计划的顺利实施，同时尽可能地用较少的财力创造尽可能多的财富。

4. 信息 是指具有价值的新内容、新消息。信息时代的到来，广泛收集信息，对信息进行整理、加工、提取，及时传递、处理和有效利用信息已经成为信息管理的重要内容。作为管理者应具有对信息的高度敏感能力和对信息快速做出判断的能力，以达到信息效益最大化。

5. 时间 是一种特殊、珍贵、富有价值的不可逆的无形资源。时间被誉为金钱、生命、财富等。成功者与不成功者具有相同的时间，但创造的价值却截然不同。因此，作为管理者要有清晰的时间成本效益概念，要善于管理和有效利用时间，尽可能用最短的时间完成更多的工作，创造最大的效益。

6. 技术 是直接生产力，是改造客观世界的手段与方法。技术是一个组织的核心竞争力，对组织的兴衰存亡有着直接的影响。对于技术的管理主要是新技术、新方法的研发、引进与使用，以及各种技术标准与工作、方法的制定与执行等。

7. 空间 主要包括环境资源、高度资源、物质资源。管理者通过对空间资源的开发、研究与利用，弥补地球资源的不足，优化资源配置，提升资源综合利用水平，拓展人类生存与发展的空间。

（三）管理的职能

管理的职能是管理者在管理过程中各项活动的基本功能，是管理活动内容的概括。各管理学派对管理的职能划分不同。目前，大多数学者把管理过程分为 5 大职能。

1. 计划 是最基本、最首要的职能。科学、合理的计划能保证管理者在工作中有效实施管理，有利于管理目标的实现。一项完整的计划包含 6 个方面，即做什么（What）、为什么做（Why）、谁来做（Who）、何时做（When）、何地做（Where）、如何做（How），归纳为"5W1H"。

2. 组织 是进行人员管理、领导和控制的前提。为实现管理目标，按计划对组织具有的各种资源进行科学的设计、组合，使其维持合理的组织结构。

3. 人力资源管理 也称人员管理，是管理者依据组织内部各岗位人员的供需状况而进行恰当而有效的选择、培养、使用和考评的活动过程，目的是使配备的人选能更好地胜任工作岗位，从而实现组织目标。人力资源作为一项独立的职能，被越来越多的实际工作者和管理理论家认同，并将人员配备职能的含义拓展为选人、育人、用人、评人、留人等 5 个方面。

4. 领导 是使各项管理职能有效实施、运转，取得实效的统率职能。目的是使各组织成员为实现组织目标而自觉自愿、有信心地努力工作。领导职能发挥的关键在于正确运用领导者的影响力，创造一个良好的工作环境，并激励下属自觉自愿、有信心地为实现组织目标而努力工作。它与管理者的素养、领导艺术与行为、人际沟通、协调等方面密切相关。

5. 控制 是管理者所履行的最后一个管理职能，是指按照既定目标和标准对组织活动进行监督、检查，及时发现偏差，采取纠正措施使组织活动按原计划进行，或者微调计划以达预期目标。控制与计划密不可分，控制是实现计划的手段，没有控制，计划就不可能顺利实现；计划是控制的前提，为控制提供了标准和目标。控制工作是一个连续不断、反复进行的过程。

管理的 5 个职能是一个统一的有机整体，各项职能之间是相互联系、相互影响、相互交叉的循环过程（图 1-1）。

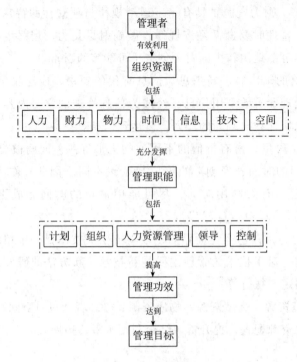

图 1 - 1　管理过程

（四）管理的作用

管理的作用是管理活动在实现组织的既定目标过程中对组织产生的影响。管理的优劣决定着组织的兴衰存亡。

1. 保证组织运行的秩序　包括组织层次和作业秩序。

（1）组织层次　简单说就是谁管理谁，谁服从谁的问题。例如：医院管理中护士必须服从护士长的管理，护士长必须服从护理部的管理，倘若没有这个秩序，护理工作就不能有效进行。

（2）作业秩序　例如：护理工作人员接班时首要的工作就是了解病室情况、患者病情动态变化、治疗与护理情况，之后才能开展护理活动；在静脉输液操作中，护士必须执行"三查八对"的操作程序才能保证输液的安全。

2. 保证组织的运行效率　包括经济效率和时间效率。

3. 监督作用　一个组织如果没有施行监督，就会像一片不除杂草的田园，庄稼最终会被淹没。

有效的管理可以使组织迅速发展、壮大，不良的管理会导致组织资源极度浪费，使组织由兴盛走向衰亡。

（五）管理的方法

在管理活动中，管理者为了实现组织目标，保证管理活动稳步推进所采取的方式、手段、途径与程序的总和。主要包括以下几种。

1. 行政方法　是最传统、最基本的管理方法，是指在一定的组织内部，依据行政组织权威，通过指示、命令、规定等行政手段，按照行政隶属关系，直接指挥下属实现组织目标的管理方法。

行政方法的特征如下。

（1）强制性　行政方法以组织的行政权力为基础，以下级服从上级为原则。

（2）局限性　行政方法只能在以行政权威管辖的范围内起作用。

（3）不平等性　行政管理方法以组织权威为基础，以下级服从上级为原则，下级在执行过程中不能"讨价还价",不利于基层或下属发挥主观能动性。

2. 教育方法 是根据一定的目的和要求,遵循人的思想、行为活动的规律,运用沟通、说服、激励、宣传等方法,对受教育者进行教育引导,使其行为改变的一种有计划的活动。

教育方法的特征如下。

(1)互动性 教育者和受教育者在教育过程中相互学习、相互影响、相互提高。

(2)多样性 思想政治工作、岗位培训、文化建设等都是教育方法,行之有效的教育方法很多。

(3)过程缓慢 教育是以转变人们的价值观、思想为特征,提高人们的素质为目的,是一个缓慢的过程。

3. 经济方法 是以人们对物质利益的需要为基础,依据客观经济规律,运用各种经济手段来实施管理,从而实现组织目标的方法。

经济方法的特征如下。

(1)利益性 利用人们对物质利益与经济利益的需求引导被管理者,从而实现管理目标。

(2)交换性 经济管理方法是以交换为前提。管理者利用一定的报酬方式引导被管理者去完成所承担的任务。

(3)关联性 经济管理方法使用范围广,影响面大,与方方面面都有着直接或间接的联系,但也有一定的局限性,因为人们的需求不仅仅只有物质需求,促使人们积极地去完成一件事也不单单是出于对经济利益的追求,管理者在运用中要注意避免"一切向钱看"的倾向。

4. 法律方法 是通过制定与实施法律、法规、制度等进行有效管理的方法。任何组织,除了遵守国家的法律、法规外,还要制定组织内部的各种规章制度约束组织成员的行为。

法律方法的特征如下。

(1)强制性 法律、组织规范一般由国家或组织强制实施,是每个人都必须遵守的行为规则,具有普遍的强制性和约束力。

(2)规范性 法律、组织规范规定了人们在什么情况下能做什么或不应当做什么,同时又通过这种引导,作为评价人们行为的标准。

(3)概括性 法律、组织规范制约的对象是概括的人,所以具有相对稳定性和普遍适用性。

5. 数量分析方法 是建立在信息论、现代系统论、控制论等多个理论基础上的一系列数量分析与决策方法。

数量分析方法的特征如下。

(1)模型化 在假定前提条件下,采用一定的数理逻辑分析,根据需要解决的问题建立一定的模型。

(2)客观性 在进行推导和建立模型的过程中,几乎不受人为因素的影响,具有较强的客观性。

二、管理学概述

(一)管理学的概念

管理学是一门系统研究管理过程的普遍规律、基本原理和一般方法的科学,是自然科学和社会科学相互交叉而产生的一门综合性的应用学科。各组织的管理活动都根据一定规律进行。管理活动的基本规律构成一般管理学。因此,学习护理管理学,必须先学习一般管理学的基础知识。

(二)管理学的研究对象

1. 生产力方面 主要研究如何合理组织生产力,包括如何合理分配资源和有效利用组织中的人、财、物、空间、时间、信息等,以适应组织目标要求和社会需求,达到最佳的经济效益和社会效益。

2. 生产关系方面 主要研究如何正确处理组织内部人际关系，如何建立健全组织机构和完善各项管理体制，充分调动组织成员的积极性与创造性，为实现组织目标服务。

3. 上层建筑方面 主要研究如何使组织外部环境与内部环境相适应，即如何促使组织的各项规章制度、行为规范、劳动纪律、价值观念、文化氛围等与社会的法律、政治、经济、道德等大环境保持一致，以便维持正常的生产关系，促进生产力的发展。

（三）管理学的基本特征

1. 广泛性 管理学涉及的领域非常广泛，随着管理学的发展，每个领域都已经形成专有的管理学。

2. 实践性 管理学是一门应用学科，具有较强的实践性。管理理论来源于管理的实践活动，并指导实践活动，通过实践活动检验其有效性。

3. 社会性 人是管理中最重要的内容，是管理的主体与客体，人生活在社会中，又是社会系统的子系统，这就决定了管理学具有社会性。

4. 综合性 管理学是由自然科学、社会科学和其他科学相互渗透而产生的一门综合性应用学科，其综合性首先体现在内容上，综合了社会活动的各个领域、各个方面以及各种不同组织的管理实践，概括了管理学科的管理思想、原理与方法。其次体现在方法上，综合运用自然科学与社会科学的成果，研究管理活动中的基本规律与一般方法。

第二节　护理管理和护理管理学

PPT

一、护理管理概述

（一）护理管理的概念

世界卫生组织（WHO）认为：护理管理是为了提高人们的健康水平，系统地利用护士的潜在能力和有关人员、设备、环境和社会活动的过程。美国护理学专家吉利斯认为，护理管理过程应包括资料收集、规划、组织、人事管理、领导与控制的功能。

综上所述，护理管理是对护理工作的诸多要素进行科学的计划、组织、领导、控制，从而使护理工作有效运转，实现组织目标。

（二）护理管理的研究内容

1. 护理管理模式 传统的护理管理属于行政事务管理，重视对事的管理。现代护理管理注重以人为中心，强调人事相宜，实现人、事、职能效益最大化。在护理实践中应用护理理念引导护理人员转变观念，凝练护士的职业精神，构筑护理服务高质量、高品质，规范护理工作行为标准。"以人为本"的服务模式已成为现代管理科学发展与研究的必然趋势。

2. 护理质量管理 护理质量是衡量医院服务水平的重要标志，也是护理管理的终极目标。我国医院普遍采用质量分级负责制，通过自我控制、同级控制、逐级控制、前瞻性、回顾性控制等方法，研究各种护理质量、管理方法与手段，保证优质服务。护理质量管理具体内容详见本教材第八章。

3. 护理人力资源管理 护理人力资源的合理配置与优化是护理管理研究的一项重要内容。主要研究护理人力资源的编配、招聘、培训、分工等。护理人力资源管理具体内容详见本教材第五章。

4. 护理经济管理 贯穿于护理工作的全过程。护理管理者应注重成本效益，通过成本核算合理使用护理资源，缓解护理资源浪费和资源不足共存的关系，以适应现代化的需求。

5. 护理文化建设 是护理管理的重要内容，是医院文化建设的重要组成部分。护理文化贯穿于护理工作中，用于指导护理工作思维模式、工作方法、措施，是一种以调动工作积极性、创造性为中心的护理管理模式。医院护理文化涵盖人文科学、沟通技巧、思想意识、行为规范等。

6. 护理管理环境研究 护理管理者应该主动适应医院内外环境的变化，关注国内外护理管理的信息与发展动态，吸取先进管理理念与方法，结合国内实际，探讨和研究适合我国国情的护理管理体系，推动护理管理学科的快速发展。

（三）护理管理的任务

1. 护理行政管理 主要是遵照国家方针政策和医院有关规章制度，对护理工作实施组织管理、人力管理、物资管理、经济管理等，并持续提升组织效益。

2. 护理业务管理 主要是针对各项护理业务工作进行协调控制，从而提高护理人员的专业服务能力与工作效率，保证护理工作质量，满足社会对健康服务的需求。

3. 护理教育管理 目的是培养高水平、高素质的护理人才，是为提高护理队伍整体质量而进行的管理活动。人们对健康服务的需求不断增加，护理教育也逐渐向现代化、多样化、社会化、综合化发展。完整的临床护理教育体系应该包括中专、大专、本科、硕士研究生、博士研究生教育，护士规范化培训，毕业后护士继续教育，专科护士培训，进修培训等内容。

4. 护理科研管理 是运用现代管理的原理、方法，结合护理科研的特点，对护理科研工作进行规划、领导、控制的过程。

（四）护理管理者的角色和技能

1. 护理管理者的角色 根据亨利·明茨伯格的一项被广为引用的研究，管理者扮演着10种角色，可归纳为人际角色、信息角色、决策角色。

（1）人际角色

1）领导者角色 护理管理者对护理工作的效益与效果负主要责任，所以必须承担领导者角色。对这种角色而言，护理管理者必须履行领导职能，充分调动护理工作人员的积极性、创造性，并与之一起工作，通过共同的努力确保组织目标的实现。

2）代言者角色 作为各级护理管理人员，不可避免地要作为本单位、本部门或本专业的代表，参加各种会议、活动，行使一些具有礼仪性质的职责。

3）联络者角色 护理管理者无论是与部门内的个人和工作小组一起工作，还是与部门外的利益相关者建立良好关系，都发挥着联络者的作用。管理者需要对重要的组织问题充满敏锐的观察力，才能在组织内外建立和谐的关系和工作网络。

（2）信息角色

1）监督者角色 作为监督者，护理管理者应持续关注组织内外、部门内外环境的变化，以获取对工作有益的信息。管理者可以通过信息系统、接触下属、深入具体工作岗位或者从个人关系网中获取信息，特别是内部业务、外部事件、分析报告、各种原因导致的意见与态度倾向等，通过对这些信息的分析，识别组织潜在的威胁和机会。

2）传播者角色 护理管理者作为传播者，要求其具备熟练的公关技巧，并能确保信息正确、渠道畅通。护理管理者传播信息的主要群体有2个：①护理管理者的上级；②其下属的护理人群。传递的信息包括上级的意图、命令、指示，下级的建议、意见，同级的建议、经验，以及组织外部的各类信息。经过整理分析后，在适当的时机、场合向相关的部门或人员进行信息传递，以保证护理人员掌握必要信息，切实有效地完成工作。

3）发言者角色 护理管理者必须把相关信息传递给单位或组织以外的个人。例如，向本医疗机构的领导或政府卫生行政主管部门的主管人员汇报本单位、本系统的工作情况与发展方向，以便让本系统的领导随时掌握护理服务的状态。

（3）决策角色

1）创业者角色　护理管理者在履行监督者的角色中要密切关注组织内外环境变化与专业的发展，及时掌握专业的新动向，研发新技术、新业务，并积极争取上级主管部门的支持，以便推进本部门护理工作的发展和向服务对象提供新的护理服务。

2）协调者角色　即各种冲突与矛盾的解决者。一个组织无论管理得怎么好，在运行过程中，都会或多或少地发生一些非管理者所能控制的变化。例如：护理人员与护理对象之间的冲突或矛盾；不同科室与护理单位之间的对立；护理资源受到威胁或损失；突发危重患者的抢救以及其他重大意外事件等。这都要求护理管理者善于观察，对工作中可能出现的危机进行干预，对工作中的矛盾或突发事件及时采取措施，维持和谐团结的工作氛围。

3）资源分配者角色　护理管理者负责并监督护理资源的分配系统，结合组织的决策与整体目标，有效利用资金、材料、时间、设备、人力及信息等资源，确保各项医疗护理工作的顺利进行。

4）谈判者角色　护理管理者常代表组织和其他管理者与组织内外成员进行正式、非正式的协商和谈判。如向上级申请调整护理人数，增添医疗仪器设备，讨论护理人员福利待遇、培训计划、医护协作等，同时平衡组织内部资源分配的要求，尽力使各方的要求达成共识。

练一练1

护士长在处理行政、业务工作中，代表科室参加院里或护理部召开的各种会议，代表科室接待来访者等，体现了护理管理者的（　　）角色

A. 传播者　　　B. 监督者　　　C. 联络者　　　D. 代言者　　　E. 领导者

答案解析

2. 护理管理者的技能　根据罗伯特·卡茨的研究，作为一名管理者应该具备3种技能：专业技能、人际技能、概念技能。

（1）专业技能　指管理者运用自身掌握的某些专业领域内的有关知识、技术和工作程序完成一项特定的工作任务所具备的能力。例如：作为护理管理者需要具备护理专业临床知识、熟练的护理专业技能、医院护理工作程序、护理质量管理标准与方法、洞察安全隐患风险管理的能力。

（2）人际技能　指管理者处理人际关系以及人事关系的技能，包括理解、激励他人，与他人沟通交流、协作共事的能力。护理管理者面对的人际关系，纵向上包括上级与下级关系，横向上包括护理系统与其他职能部门、其他专业领域的关系，有时也涉及组织中的斜向关系、组织外的相关关系。因此，护理管理者不但要领导下属人员，与上级领导与同级同事打交道，还要学会说服上级领导，领会并执行领导意图，学会与其他相关部门同事紧密合作，与相关外界组织和人员发生联系与交往。

（3）概念技能　指护理管理者观察、理解与处理各种全局性复杂关系的抽象能力，包括感知、发现机会与威胁的能力；对全局性、长远性、战略性重大问题的处理与决策能力；对危机处境、突发事件的应变能力等。

通常情况下，专业技能，对于基层管理者来说，需要的程度较深，而高层管理者只需要有浅显地了解即可。人际技能，对于各个层次的管理者有效开展工作都是非常重要的。管理层级越高，其面临的问题和困难越复杂、越多变、越无据可依，所以也越需要概念技能。

? 想一想

护理管理的发展趋势是怎样的？

答案解析

二、护理管理学概述

（一）护理管理学的概念

护理管理学是管理科学的一般原理、方法在护理管理实践中的具体运用，是一门完整而系统的管理分支学科。它既属于专业领域的管理学，是卫生事业管理中的分支学科，又是现代护理学科的一个分支。

（二）护理管理学的研究对象

护理管理学的研究范围就是护理学研究领域与护理实践所涉及的范围，在这些范围中，护理管理作为一个活动过程，其基本规律（一般原理、理论、方法、技能）、基本职能都是护理管理学的研究对象。护理管理的过程包括资料收集、组织、规划、人事管理、领导、控制。优秀的护理管理者如果具备规划、组织、领导、控制的能力，对人力、物力、财力、时间、信息能进行最经济有效的运用，就一定能达到最高效率，收到最大效益。

（三）护理管理学的性质

1. 护理管理学是一门科学 护理管理工作经过一个多世纪的研究、探索、总结，逐渐形成一套比较完整的、反映护理管理过程客观规律和一般方法的理论知识体系，为指导护理管理实践提供了根本的原理、原则、方法。这种指导护理管理实践的科学称为护理管理学。护理管理者缺乏系统化护理管理学知识的指导，就不能有效地进行管理。护理管理科学可以给不同层次的护理管理者提供必要的帮助与指导。

2. 护理管理学是一门综合的交叉学科 护理管理学者认为，护理管理学既有自然科学属性又有社会科学属性，是一门综合的交叉学科。护理学是诊断和处理人的健康问题的科学，它的研究必然涉及人体的各个器官、组织的结构和功能，以及其维护和康复。护理学研究的方法通常采用自然科学的研究方法和手段，因此具有自然科学的属性。而管理学本身就是一门既有社会属性又有自然属性的科学。管理学理论、技术与方法是人类长期实践的产物，可以在不同社会制度下，不同国家、不同组织中使用，这就是管理的自然属性。管理的社会属性是指管理在一定社会条件下，在组织与组织之间、组织内部的人与人之间进行，必然会体现管理者的管理意志，这样在管理中就形成了属于社会关系范畴的内容，如组织目标、组织道德、领导作风、管理理念、组织文化等，这些内容具有明显的意识形态色彩。在不同的国家、不同的社会制度、不同的民族中具有较大的差异，这就是管理的社会属性。

❤ **护爱生命**

护理管理是医院管理工作中一个重要组成部分。从医院人员结构上看，护理人员约占医院总人数的三分之一，占卫生技术人员总数的二分之一，是医院诊疗技术工作中的重要队伍，护理管理水平直接影响着医疗护理质量的水平。从医院管理过程和程序上看，护理人员与直接管理的部门约占医院所有部门的四分之三，从门诊到病房，从手术室到供应室，从急诊室到观察室，从检查、诊疗到清洁、饮食、起居、环境，每个环节都伴随着大量的护理管理工作。同时，在医院的门急诊管理、病房管理、物资设备管理等工作中，护理管理也具有十分重要的地位。从护理分系统与其他分系统的联系上看，护理工作与医生及医技科室、与总务后勤科室、与预防保健工作之间都存在着广泛的联系，并对其工作质量产生较大的影响。因此，从一定意义上讲，护理管理的水平是衡量医院科学管理水平的标志之一，也是整个医院管理水平的缩影。科学的护理管理是提高护理质量的重要保证，为人类的健康保驾护航。

答案解析

目标检测

1. 管理的职能包括 ( )

    A. 计划、组织、人事、指挥、控制   B. 计划、组织、人事、领导、控制

    C. 计划、安排、人事、领导、控制   D. 策划、组织、人事、领导、控制

    E. 计划、策划、人事、安排、领导

2. 管理对象是组织所拥有的资源，包括 ( )

    A. 财、物、信息、空间、时间   B. 人、财、物、信息、时间、资料

    C. 人、财、物、资料、空间、时间、技术   D. 人、财、物、信息、空间、时间、技术

    E. 财、信息、科技、空间、资料、时间

3. 实施护理管理常用的方法有 ( )

    A. 自主管理方法、经济方法、教育方法、数量分析方法、行政方法

    B. 行政方法、自主管理方法、教育方法、数量分析方法、经济方法

    C. 行政方法、经济方法、自主管理方法、数量分析方法、法律方法

    D. 行政方法、经济方法、教育方法、数量分析方法、法律方法

    E. 引导方法、行政方法、经济方法、法律方法、数量分析方法

4. 护士长向上级申请调整护理人数、增添医疗设备仪器、讨论护理人员福利待遇及培训计划时所扮演的角色是 ( )

    A. 传播者   B. 谈判者   C. 联络者   D. 代言者   E. 协调者

5. 护理管理者对护理工作效果和效率承担责任，这扮演的是 ( )

    A. 人际角色   B. 信息角色   C. 决策角色   D. 监督角色   E. 技术角色

6. 管理者的技能结构认为，对于较高职位的管理者而言重要的技能是 ( )

    A. 专业技能   B. 人际技能   C. 概念技能   D. 创造技能   E. 组织技能

7. 管理者的技能结构认为，对于各层次管理者都很重要的技能是 ( )

    A. 专业技能   B. 人际技能   C. 概念技能   D. 创造技能   E. 组织技能

8. 某医院胸外科病房有 16 名护士，其中 3 名护士需休产假，在护士长面临的管理对象中，急需解决的最主要的因素是 ( )

    A. 财   B. 人   C. 时间   D. 空间   E. 信息

（何秀萍）

书网融合……

📄 重点回顾   📱 微课   📝 习题

第二章 管理理论和管理原理 微课

学习目标

知识目标：

1. **掌握** 古典管理理论、行为科学管理理论、现代管理理论的主要内容；管理基本原理与其对应管理原则的主要内容。

2. **熟悉** 古典管理理论、行为科学管理理论的主要代表人物及其代表作；管理理论、管理基本原理与其对应管理原则在护理管理中的应用。

3. **了解** 管理思想的起源、管理理论发展的四个阶段；现代管理理论的代表性学派。

技能目标：

能依据管理理论、管理基本原理和管理原则，评价、分析护理管理工作。

素质目标：

具备严谨的工作态度；具有灵活运用管理原理和管理原则，指导护理管理实践的素质。

导学情景

情景描述：小孙为某三甲医院护士，本科学历，已工作 7 年，去年年底竞聘为护士长。小孙进入新科室工作后，发现科室存在许多问题亟待解决。

情景分析：科室存在的主要问题如下：①护士对护理管理知识知之甚少；②科室耗材、物品管理杂乱无序；③医生与护士之间缺乏有效沟通；④个别护士在工作中经常出现遗漏，责任心不强；⑤护理服务落后，已不能适应医疗技术的发展。为提高科室医疗护理水平，为患者和家属提供最优质的服务，小孙决定与科室主任一起讨论，有针对性地采取措施开展护理服务改革。

讨论：如果你是该科室护士长，如何综合运用本章所学内容，制定改革措施？

学前导语：管理是人类社会存在的一种方式，是人类共同劳动的产物。管理思想的产生源于人类在发展过程中积累的大量管理实践经验。管理理论是对管理实践中管理经验的总结和凝练，从而形成对管理活动系统化的认识。回顾管理理论的起源与发展，学习管理理论、基本原理与管理原则，对护理管理实践具有重要指导意义。

第一节 管理理论的萌芽及起源

PPT

随着人类文明的进步，管理思想的不断形成与完善，并逐步形成系统化的理论知识，同时又反过来指导管理实践，管理水平越来越高。

一、中国古代管理思想的萌芽及起源

中国是世界上历史最悠久的文明古国之一。中华民族几千年的文明史积累了极为丰富的管理实践

和影响深远的管理思想，为人类社会的进步和管理理论的发展做出了重要贡献。中国古代的管理思想主要体现在以下几个方面。

1. 系统管理思想　中国历史上许多宏伟的建筑工程，都在不同程度上反映了系统管理思想。如举世闻名的万里长城堪称是人类历史的奇迹。据《春秋》记载，为防御战争，长城的修建计划很周密，修筑任务分配明确，在科学技术并不发达的当时，要完成计划、组织、领导、控制等管理活动，完成如此浩大的工程，是现代人难以想象的。再如，战国时期修建的都江堰水利枢纽工程，巧妙地利用了地形、地势等自然地理条件，成功解决了灌溉、蓄水、排洪、排沙等一系列问题，成为系统管理思想的典范。

2. 社会管理思想　《论语》《管子》中有"君子不器"，即上层官吏不应该陷于具体事务之中；儒家思想中有"君君、臣臣、父父、子子"，明确君臣各自的地位和层次与各自的职责和任务，还有"其身正，不令而行；其身不正，虽令不行"，表明从政者应当身为表率，方能令行禁止，否则虽有法令，也不能推行。

3. 战略管理思想　西汉学者司马迁在《史记·高祖本纪》中记载"运筹策帷帐之中，决胜于千里之外"，说明在治军、治国、治生等一切活动中，都必须统筹谋划，正确研究对策，以智取胜。《孙子兵法·谋攻》中有"知彼知己，百战不殆；不知彼而知己，一胜一负；不知彼，不知己，每战必殆"，指出未战先算，知彼知己思想对管理运筹、组织改革、企业战略、市场策略和管理决策条件选择的指导意义。目前，《孙子兵法》已成为国外许多企业培养管理人才的必读书籍。

4. 用人思想　人是管理最重要的核心要素，中国古代的思想家们提出了一系列用人思想。如墨子提出的"察其所能而慎予官"，强调确立"唯贤不用亲"的制度，倡导"不辨贫富、贵贱、远近、亲疏，贤者举而尚之，不肖者抑而废之"；荀子提出的"无私人以官职事业"，告诫执政者切不可任人唯亲，而主张任人唯贤，唯才是举；诸葛亮在《前出师表》中提到"亲贤臣，远小人，此先汉之所以兴隆也；亲小人，远贤臣，此后汉之所以倾颓也"，均为我国古代用人思想的体现。

二、西方管理思想的萌芽及起源

西方的管理实践活动及管理思想也有着悠久的历史，如古埃及人首先意识到"管理跨度"思想；古希腊的部落管理体制中，蕴含着"议会制"思想；雅典城邦及其议会、人民法庭、执政官的存在，均表明当时已意识到管理职能；中世纪（476—1500 年）时，城市的兴起、贸易的发展和威尼斯造船厂（兵工厂）的管理实践丰富了管理思想。早在 15 世纪的威尼斯兵工厂，不但采用流水作业的生产和管理活动，而且由领班和技术顾问全面管理生产，是现代管理思想的雏形。

18 世纪中叶到 19 世纪末，是西方资本主义工厂制度的兴起到资本主义自由竞争发展的时期，人们已逐渐意识到管理的重要性，并力图摆脱传统管理的桎梏，以寻求适合资本主义企业生存和发展的原理，出现了一些有代表性的人物及管理思想。如亚当·斯密在其代表作《国民财富的性质和原因的研究》中提出"劳动分工"和"生产合理化"的概念，认为只有分工才能提高劳动生产率。查尔斯·巴贝奇在其代表作《论机器和制造业的经济》中发现了亚当·斯密的劳动分工理论，分析了分工能提高劳动生产率的原因，提出"边际熟练"原则，认为应对技术劳动强度做界定，作为付酬的依据，还提出"管理的机械原则"，认为应以科学方法分析工人工作量、原材料及利用情况，以提高工作效率，把数学计算引入管理，这些都为后来古典管理理论的形成提供了一定的思想依据。罗伯特·欧文提出"人是环境的产物"，认为有什么样的环境就会产生什么样的人，其在人事管理方面的理论与实践，对后来的行为科学理论产生了很大影响。

PPT

第二节　管理理论

19 世纪末 20 世纪初，随着科技和生产力的飞速发展，管理科学成为一门独立的学科。在之后的多年里，管理理论得到快速发展，管理理论的发展分为 4 个阶段：管理理论起源阶段（早期管理思想）、古典管理理论阶段（20 世纪初~20 世纪 30 年代）、行为科学理论阶段（20 世纪 30~60 年代）、现代管理理论阶段（20 世纪 60 年代至今），后 3 个阶段为科学管理的 3 个阶段。近年来，也有部分管理学家将 20 世纪 80 年代至今称为当代管理理论阶段。

一、古典管理理论

（一）泰勒的科学管理理论

科学管理理论主要创始人是美国著名的古典管理学家、经济学家弗雷德里克·泰勒（Frederick W. Taylor，1856—1915 年）。泰勒出生于美国费城一个富有的律师家庭，后考入美国哈佛大学法律系，18 岁时因眼疾辍学。22 岁时泰勒进入美国费城米德维尔钢铁公司工作，从机械工人做起，历任车间管理员、工长、技师、总工程师等职。工作期间，泰勒通过开展"金属切削试验""搬运生铁块试验""铁锹试验" 3 个著名的试验，对劳动组织与生产管理问题进行了实地试验研究。1911 年，泰勒出版了《科学管理原理》一书，标志着科学管理理论的正式诞生，因此，他也被尊称为"科学管理之父"。

👁 看一看

泰勒的科学试验

1881 年，泰勒开始在米德维尔钢铁公司开展了历经 26 年的"金属切削试验"，试验次数超过 3 万多次，耗费 80 万磅钢材，耗资 15 万美元。试验结果发明了能大大提高金属切削机加工产量的高速钢，并取得各种机床适当的转速、进刀量以及切削用量标准等资料。

1898 年，泰勒受雇于伯利恒钢铁公司，开展了著名的"搬运生铁块试验"和"铁锹试验"。泰勒通过对搬运操作过程进行研究试验，使每个工人的搬运量由 12.5 英吨增加到 47.5 英吨，工人的工资由每天 1.15 美元增加到 1.18 美元。在一个堆料场，泰勒研究发现每锹承重 21.5 磅最佳。他设计了两种不同的铁锹，同时训练工人使用新的操作方法装卸矿砂和煤屑，使工人由 400~600 人减少到 140 人，平均每个工人搬运量从 16 英吨提高到 56 英吨，工人工资每天增长 0.03 美元。

1. 主要观点　科学管理理论的中心问题是提高劳动生产率，其主要内容如下。

（1）效率优先　科学管理的根本目的是谋求最高的工作效率。泰勒通过对工人工作的工时和动作进行观察和分析，制定科学的工作定额，以达到最高的工作效率。

（2）实行标准化管理　在科学分析与实践的基础上制定有关标准：①工人操作方法标准化；②使用的机器、材料、工具标准化；③工作环境标准化。从而提高劳动效率，此为泰勒著名的"3S"管理。

（3）挑选第一流的工人　泰勒认为所谓"第一流的工人"，就是最适合做又最愿意去做某项工作的人。通过细致地挑选和培训第一流的工人，实现工人能力与所从事工作的最佳匹配，从而激励工人尽最大力量完成工作任务。

（4）实行奖励性的报酬制度　泰勒发现，计时工资不能体现按劳付酬，他制定科学的作业标准和时间定额，采用差别计件工资制，刺激工人提高劳动生产率。

（5）劳资双方共同协作　在劳动过程中，雇主关心的是降低成本，工人关心的是提高工资。劳资双方必须互相信任、共同努力，使双方在提高劳动生产率中均受益。

（6）主张管理职能与作业职能分离 明确雇主和工人的工作与职责，将管理者与被管理者区分开来。雇主的管理工作称为计划职能，工人的劳动称为执行职能，工人只负责按照计划规定的标准执行。

（7）提出例外原则 例外原则至今仍是管理中极为重要的原则之一。泰勒认为在较大的企业中，大量的日常事务性工作应尽可能规范化，高层管理者可以授权给下级去办理，高层管理者只保留企业重大事项的决策权和控制权。

（8）实行职能工长制 泰勒设计了8种职能工长，每个职能工长负责一个方面的工作，在其职能范围内，可以直接对工人发布命令。该思想为职能部门的建立和管理的专业化奠定了基础。

2. 在护理管理中的应用

（1）规范护理工作模式 护理管理者按照工作内容对护士进行合理分配，护士承担不同的护理工作职责，形成功能制护理工作模式，从而充分发挥护士特长、明确分工，提高护理质量。

（2）制定护理工作规范、标准和流程 在护理工作中制定护理操作技术标准和工作流程，并有针对性地对不同护理工作岗位进行培训和考核，从而使护理操作技术标准化、流程化和简单化。

（3）明确各级护理管理者职责 在护理管理工作职责上，明确各级护理管理者的职责功能，如护士长负责业务统筹、规划、控制等，护理人员负责具体的护理工作。

（4）实施岗位管理 护理管理者综合评价每名护士的特点，将最合适的护士安排在最适合的护理岗位上，协助其规划职业生涯。

（二）法约尔的管理过程理论

亨利·法约尔（Henri Fayol，1841—1925 年）是法国杰出的经营管理思想家、管理过程理论的代表人物。法约尔 1860 年毕业于圣埃蒂安国立矿业学院，进入一家矿冶公司工作，从采矿工程师到矿井经理，直至公司总经理。法约尔的研究侧重于管理职能和高层次管理工作的原则。1916 年，在其最主要的代表作《工业原理和一般管理》一书中，法约尔阐述了他的管理过程理论，标志着一般管理理论的形成，他被后人尊称为"现代经营管理之父"。

1. 主要观点

（1）提出管理的基本职能 法约尔第一次提出管理的组成要素，即管理的 5 大职能：计划、组织、指挥、协调和控制。管理职能是由组织领导者和组织全体成员共同行使的职能。

（2）区别企业经营与管理活动 法约尔提出经营与管理是两个不同的概念，应将管理活动从经营职能中提炼出来，管理者通过完成管理的各项职能实现目标。企业的经营可分为 6 种基本活动，即管理活动、技术活动、商业活动、财务活动、会计活动和安全活动。不同阶层工作中各项活动所占的比例不同，在高阶层工作中，管理活动所占的比例最大；而在基层工作中，技术活动所占的比例最大。

（3）提出管理的一般原则 法约尔提出成功管理应遵循的 14 项一般原则（表 2-1）。

表 2-1 法约尔提出的 14 项一般原则

管理原则	原则内容
劳动分工	专业化可提高下属的工作效率，增加工作产出。劳动分工是合理使用个人力量和集体力量的最好方法
权力与责任的统一	管理者有命令下属的权力，责任是权力的孪生物，凡行使权力的地方，也应当建立相应的责任
严明的纪律	纪律本质上就是公司和员工之间达成的协议，纪律就是遵守协议
统一指挥	每一位下属应该只接受一位上级领导的命令，这是一项普遍的、必要的准则

管理原则	原则内容
统一领导	一个组织为了达到同一个目标，应当在一名管理者和一个计划指导下进行，组织的行动准则应该一致，双重领导会直接影响管理的权威性和管理的效果
个人利益服从集体利益	组织内个人或团队的利益不能置于组织的整体利益之上
个人报酬公平合理	人员报酬是其服务的价格，应该公平合理，尽量做到企业和其所属人员都满意
集权与分权相适应	集权是指下属参与决策的程度。集权的程度应视管理人员的个性与道德品质，下属的可靠性以及企业的规模、条件等情况综合而定。管理者的任务就是找到每种情况下最适合的集中程度
明确等级制度	从最高管理层到最低管理层的一系列领导层级，信息应按等级链传递。当遵循等级链会导致信息延迟时，可允许信息之间的横向交流
良好的工作程序	人员和物品应当在恰当的时候安排在恰当的位置上
公平公正的领导方法	管理者应采用公平公正的领导方法对待下属
人员任用稳定	员工的高流动率会降低组织效率，管理者应当平衡人员的稳定性和流动性，有计划地制订人事计划
创新精神	管理者和全体员工都应当具有创新精神，只有全体成员共同参与，才能真正调动员工的工作热情，使企业更强大
增强团队精神	团结就是力量，团队精神有助于在组织中营造团结、和谐的氛围

2. 在护理管理中的应用

（1）护理管理组织系统分工明确，统一领导　明确各层级护理管理者的主要职责，并做到各层级管理分工明确、责任与权力对等，统一领导、统一指挥。

（2）明确护理管理者的职责　护理管理者在护理管理工作中，承担着计划、组织、协调、控制等职责，这些职责相互联系、相互影响。

（3）实施护理过程管理　在临床护理工作中，对护理工作的每个过程都实施护理质量管理，对各项护理操作都进行规范、考核、监督和评价，以确保护理工作的整体质量。如在护理操作中执行"三查八对"制度，能有效避免护理差错的发生。

（4）建立奖罚分明制度　在护理人员任用、晋升、薪酬等方面，制定奖罚分明的制度和执行程序。同时，护理人员在工作中时刻以患者利益、科室利益、医院利益为重，注重培养护理人员的创新精神和团队精神。

（三）韦伯的行政组织理论

马克斯·韦伯（Max Weber，1864—1920 年）是行政组织理论的代表人物，德国著名的社会学家、政治学家、经济学家和哲学家。韦伯在其代表作《社会和经济组织的理论》一书中提出了理想的行政组织体系理论，该理论对后来管理学的发展产生深远影响，韦伯也因此被称为"行政组织理论之父"，与泰勒、法约尔并列成为西方古典管理理论的 3 位先驱。

1. 主要观点

（1）权力与权威是组织形成的基础　韦伯认为，任何一种组织都必须以某种形式的权力为基础，才能实现组织目标。这种权力有 3 种类型。

1）传统权力　是传统惯例或世袭得来，领导者占据传统赋予的权力和地位，同时也受传统的制约。传统权力效率较低，不宜作为行政组织体系的基础。

2）法定权力　是理性化、法制化的正式权力。

3）超凡权力　主要来源于别人的崇拜与追随，带有感情色彩，没有规章制度可循。只有法定权力才能作为管理行政组织体系的基础，才能产生最高的效率。

（2）理想行政组织体系的特点　韦伯认为理想的行政组织体系至少具备以下特征。

1）明确的劳务分工　组织中的人员应有明确的分工，每一职位有明确的职责和职权。

2）等级系统　组织拥有一个自上而下的权力等级系统。通过法定安排，规定各成员间的命令与服从关系。

3）人员任用　每一职位都具有相应的资格要求，经公开选拔考核后予以任用，按照职位支付薪酬，并建立相应的奖惩和升迁制度，务求人尽其才。

4）专业分工与技术训练　对组织成员进行合理分工，明确成员的工作范围和职责权限。通过开展技术培训提高成员的工作效率。

5）组织成员间关系　组织成员之间的关系以理性原则为指导，是对事不对人的关系，不受个人感情和喜好的影响。

2. 在护理管理中的应用

（1）建立不同层级的护理管理组织结构　根据医院设置规模建立不同层级的护理管理组织结构，如在三级医院多采用护理部主任、科护士长、护士长三级管理结构。不同层级分工明确，职责与权力对应，形成自上而下的等级管理系统。

（2）规范护理管理工作　护理管理者在护理人员任用、晋升、薪酬、培训等工作中明确制定奖惩、人员考评等制度并严格执行。

古典管理理论及应用要点后来被许多管理学者加以研究、传播和发展，但是仍存在着一定的局限性，如对人的研究仅仅存在于"经济人"的范畴，没有强调以人为中心的管理；研究重点局限在企业内部，忽视了企业的发展环境等（表2-2）。

表2-2　古典管理理论主要理论观点及其应用比较

主要理论	代表人物	主要观点	护理管理主要应用
科学管理理论	泰勒——科学管理之父	3大试验、中心问题是提高劳动生产率，3S管理、例外原则	功能制护理工作模式；护理操作规范、标准和流程；工作职责分级管理；岗位管理
管理过程理论	法约尔——现代经营管理之父	管理5项职能、14项一般原则	逐渐完善护理管理组织系统；明确各级管理职能；建立奖罚制度
行政组织理论	韦伯——行政组织理论之父	3种权力、理想行政组织体系	建立护理管理组织系统层级结构、奖罚制度、考评制度

练一练2

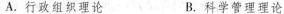
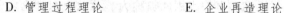

制定护理技术操作规程和操作标准属于（　　）在护理管理实践中的应用

A. 行政组织理论　　　　　B. 科学管理理论　　　　　C. 现代管理理论

D. 管理过程理论　　　　　E. 企业再造理论

答案解析

二、行为科学管理理论

随着社会的发展，人们逐渐发现古典管理理论并不能解决生产实践中遇到关于人的一切问题，于是研究者们开始应用哲学、心理学、社会学等多学科知识来研究组织中人的行为和人与人之间关系的规律。从20世纪30年代开始，管理理论开始进入行为科学管理阶段。行为科学管理理论侧重于研究个人行为、团体行为和组织行为，重点研究人的心理、行为对实现组织目标的影响作用。

（一）梅奥的人际关系理论

乔治·埃尔顿·梅奥（George Elton Mayo，1880—1949年）是原籍澳大利亚的美国行为科学家、人际关系理论的创始人。1927 年，梅奥在美国哈佛大学从事工业管理研究时，应邀到美国西方电器公司所属霍桑工厂，主持开展了组织管理与生产效率之间关系的试验研究，也就是著名的历时 9 年的"霍桑试验"。霍桑试验经历了照明试验、福利试验、访谈试验和群体试验四个阶段，分别研究照明、工作条件、访谈试验和计件奖金对生产效率的影响。梅奥在 1933 年发表的《工业文明的人类问题》、1945 年发表的《工业文明的社会问题》两本代表性著作中，对霍桑试验进行了总结，并提出了著名的人际关系学说。

1. 主要观点

（1）工人是社会人　传统组织理论认为人是"经济人"。梅奥认为，人除了拥有追求物质收入的动机外，还有社会、心理方面的需求，如人际感情、安全感、归属感和受人尊重等，后者更为重要。

（2）组织中存在着非正式组织　梅奥发现，所有组织中均存在着正式组织和非正式组织两种类型。正式组织是由职位、权力、责任及其相互关系和规章制度明确界定、相互衔接构成的组织体系。非正式组织为组织成员在正式组织共同劳动中，因相同的情趣、爱好、利益等自发形成的群体组织。非正式组织没有成文的章程和规范，它与正式组织相互依存、相互影响，左右成员的行为，影响生产效率的提高。管理者必须要重视非正式组织的存在，并有意识地引导它发挥积极作用，为实现正式组织目标服务。

（3）新型领导应重视提高工人的满意度　梅奥认为，生产效率的高低在很大程度上取决于工人的士气，即工人工作的积极性、主动性、协作精神和各种需要的满足程度。工人满足程度越高，工作士气就越高，劳动生产率就会提高。

2. 在护理管理中的应用

（1）护理管理者对护士要给予充分的理解、信任和尊重，要重视科室工作环境和组织文化氛围对护士的激励和促进作用。多采用说服式、参与式和授权式的管理方式，为护士提供参与决策的机会。

（2）重视、引导非正式组织的目标与科室工作目标保持一致，注意非正式组织可能会产生威胁和不良影响。

（3）注重护理组织文化建设。用共同的价值观和目标协调好护理组织内部各方面的利益和关系，激发组织凝聚力，确保组织目标实现。

（二）麦格雷戈的人性管理理论

道格拉斯·麦格雷戈（Douglas M. Mc Gregor，1906—1964 年）是美国著名的行为科学家。1957 年，他在《管理评论》杂志上发表的《企业的人性方面》一文中，提出两大类可供选择的人性假设，即著名的 X 理论和 Y 理论。

1. 主要观点

（1）X 理论对人性的假设　主要观点：①人都是懒惰的，具有尽可能逃避工作的特性；②人没有雄心壮志，不求上进，不愿意担当责任；③个人目标与组织目标产生矛盾时，必须依靠外力强加管制才能实现组织目标；④人缺乏理性，不能控制自己，很容易受到别人的影响，做出一些不适宜的行为。

基于 X 理论假设，其管理工作要点：①管理者以利润为出发点考虑人、财、物等生产要素的运用；②认为金钱是激励人工作最主要的手段；③需要通过严格的管理制度和法规，来保证组织目标的实现。

（2）Y 理论对人性的假设　主要观点：①人并非天生懒惰，厌恶工作不是人的本性；②人愿意实行自我管理、自我控制；③在适当的鼓励下，人不仅能接受责任，而且愿意承担责任后果；④如果给人提供适宜的机会，就能实现个人目标与组织目标统一；⑤人具有相当高的解决问题的能力和想象力，只是一般人的潜力没有得到充分发挥。

基于 Y 理论假设，其管理工作要点：①管理者通过有效综合运用人、财、物等生产要素来实现组织目标；②给下属安排具有吸引力和富有挑战的工作，有助于实现个人目标和组织目标的统一；③充分发挥下属的自主权和参与权，鼓励其共同参与制定个人目标和组织目标。

2. 在护理管理中的应用

（1）科学用人，使其处于最佳绩效状态 护理管理者在管理中应做到科学用人，充分激发护士的工作积极性、能动性和创造性，提高护理组织绩效。

（2）依据护理人员不同的人性观，采取相应的约束手段 针对本性内 X 理论占主导思想的护士，管理者应采用严格的管理制度和法规等作为实现组织目标的有效手段；对本性内 Y 理论占主导思想的护士，应鼓励护士参与并帮助其自我实现，发挥护士的自主性和参与意识，从而有利于实现组织目标。

（三）卢因的群体行为理论

库尔特·卢因（Kurt Lewin，1890—1947 年）是美籍德国心理学家、"群体动力论"的开创者，主要研究组织中的非正式组织以及人与人之间的关系问题。

1. 主要观点

（1）群体是一种非正式组织，由活动、相互影响以及情绪三个相互关联的要素组成。

（2）群体的存在和发展有自己的目标。

（3）群体的内聚力可能会高于正式组织的内聚力。

（4）群体有自己的规范。

（5）群体的结构包括群体领袖、正式成员、非正式成员和孤立者。

（6）群体领导方式有专制式、民主式和自由放任式 3 种。

（7）群体的规模一般较小，以利于内部沟通。

（8）群体领导是自然形成的，他要创造条件促使他人为群体出力。

（9）群体中的行为包括团结、消除紧张、同意、提出建议、确定方向、不同意、对立等。

2. 在护理管理中的应用 护理管理者应重视非正式组织对护理管理的作用和影响，针对不同的护士、不同的护理工作岗位性质，灵活采用不同的管理方法。把正式组织和非正式组织作为一个整体来把握，引导非正式组织目标与科室目标、医院目标保持一致。

人际关系理论、人性管理理论和群体行为理论，三者之间既有区别又有联系（表 2 - 3）。

表 2 - 3 行为科学管理理论主要理论观点比较

主要理论	代表人物	主要观点
人际关系理论	梅奥	霍桑试验：工人是"社会人"；组织中存在非正式组织；领导应重视提高工人的满意度
人性管理理论	麦格雷戈	人性假设理论：X 理论和 Y 理论
群体行为理论	卢因	群体是非正式组织，群体三要素；群体内聚力、规范、结构、领导方式、规模、行为

三、现代管理理论

第二次世界大战以后至 20 世纪 80 年代，随着社会生产力的发展以及社会学、系统科学、计算机技术在管理领域的广泛应用，管理思想得到了空前发展，形成了许多管理学派。其中，主要代表学派包括管理过程学派、社会系统学派、系统管理学派、决策理论学派、管理科学学派、经理角色学派、经验管理学派和权变理论学派等。美国管理学家哈德罗·孔茨（H. Koontz）于 1961 年在美国《管理学杂志》上发表了《管理理论的丛林》一文，形象地将现代管理理论各学派林立的现象，称为"管理理论丛林"。

（一）现代管理理论代表性学派

1. 管理过程学派 又称管理职能学派，是在法约尔的管理思想基础上发展起来的。主要代表人物是哈德罗·孔茨。该学派围绕管理过程或管理职能来研究管理问题，认为管理职能对任何组织的管理都具有普遍性。管理职能分为计划、组织、人事、领导和控制。

2. 社会系统学派　主要代表人物是切斯特·巴纳德（Chester. I. Barnard）。该学派认为社会的各级组织都是一个协作系统，管理人员是协作系统中的关键因素，在系统中作为相互联系的中心，协作系统正常运转。

3. 系统管理学派　主要代表人物是弗里蒙特·卡斯特（Fremont. E. Kast）。该学派运用系统论的观点分析组织机构和管理的基本职能，认为组织是一个由若干个子系统组成的整体的系统，各子系统相互联系、相互作用、产生影响；任何组织都是一个开放的系统，受周围环境的作用和影响，系统通过不断自我调节，维持动态平衡状态。

4. 决策理论学派　主要代表人物是赫伯特·西蒙（Herbent A. Simon），1978 年诺贝尔经济学奖获得者。该学派认为管理就是决策，管理过程就是决策过程，管理的核心就是决策。决策过程包括四个阶段：搜集情况、拟定计划、选定计划和评价计划，每一阶段都是一个复杂的决策过程。

5. 管理科学学派　又称数理学派，主要代表人物是美国的埃尔伍德·斯潘赛·伯法（Elwood Spencer Buffa）。该学派认为管理过程是一个合乎逻辑的系统过程，管理活动可运用数学、统计学方法，应用电子计算机技术，建立一套决策程序和数学模型，以增强决策的科学性，解决管理中的生产、经营问题。

6. 经理角色学派　主要代表人物是亨利·明茨伯格（Henry Mintzberg）。该学派主要针对经理工作的特点和其担任的角色进行深入研究，如能有意识地采取各种措施，将有助于提高经理的工作成效。

7. 经验管理学派　主要代表人物彼得·杜拉克（Peter. F. Drucker）、欧内斯特·戴尔（Dale）等。该学派重点对成功管理者的实际管理经验进行分析，寻求管理活动的一般规律和共性的内容，使其系统化、理论化，从而指导其他管理者工作。

8. 权变理论学派　主要代表人物是弗雷德·卢桑斯（F. Luthans）。该学派认为管理具有不确定性，随环境的改变而变化，没有一种理论和方法适合管理的所有情况，管理应因人、因事、因时选择适当的管理方式。

以上学派各具特点，分别从不同的角度诠释了不同的观点（表 2-4）。现代管理理论带来的启示：管理是系统的，也是权变的，只有不断地创新发展、自我超越，才是管理的生命之源。

表 2-4　现代管理理论主要学派观点比较

理论学派	代表人物	主要观点
管理过程学派	孔茨	研究管理过程和管理职能
社会系统学派	巴纳德	各级组织都是一个协作系统
系统管理学派	卡斯特	运用系统论分析组织机构和管理的基本职能
决策理论学派	西蒙	管理过程就是决策过程
管理科学学派	伯法	管理是系统过程，管理活动可建立决策程序和数学模型
经理角色学派	明茨伯格	经理担任的 10 种角色
经验管理学派	杜拉克、戴尔	研究分析成功管理者管理活动一般规律和共性内容
权变理论学派	卢桑斯	管理方式随环境改变而变化

（二）现代管理理论代表性理论

1. 学习型组织理论　主要代表人物是美国的彼得·圣吉（Peter M. Senge）。该理论认为学习型组织是一种企业组织理论，是一种有机的、扁平化的、符合人性的组织。学习型组织具有持续学习的能力，是可持续发展的组织。彼得·圣吉在 1990 年出版的《第五项修炼——学习型组织的艺术与实践》一书中，提出构建学习型组织的5项基本修炼，即培养组织成员的自我超越意识、改善心智模式、建立共同愿景、搞好团体学习和运用系统思考，5项修炼相互融合，缺一不可。其中，系统思考是基石，学习型组织理论是系统动力学方法在组织管理领域的成功运用。

学习型组织具有持续学习的能力，具有高于个人绩效总和的绩效，有利于组织的创新与发展。企业应建立学习型组织，当组织外界环境发生剧烈变化时，组织应力求精简、扁平化、弹性应对、终生学习，不断自我组织再造，以维持竞争力。

2. 创新理论 美籍奥地利经济学家约瑟夫·熊彼特（Joseph Alois Schumpeter）于1912年在其代表作《经济发展理论》中，首次提出了以技术创新为基础的经济创新理论。进入21世纪以来，创新已成为组织在竞争中决定成败的因素，成为决定组织命运和前途的关键。创新理论的基本观点：①创新是生产过程中内生的；②创新是一种"革命性"变化；③创新同时意味着毁灭，新组合意味着对旧组织通过竞争而加以消灭；④创新必须能够创造出新的价值；⑤创新是经济发展的本质规定；⑥创新的主体是"企业家"。企业家的核心职能不是经营或管理，而是看其是否能够执行这种"新组合"。

3. 企业再造理论 企业再造也被译为"公司再造""再造工程"，由美国学者迈克尔·哈默于1990年在其发表的《再造，不是自动化，而是重新开始》一文中首次提出，是20世纪90年代初发展起来的一种全新的企业管理理论，被称为管理学发展史上的一次革命。该理论强调企业为了能够适应新的世界竞争环境，必须摒弃已成惯例的运营模式和工作方法，要以工作流程为中心，重新设计企业的经营、管理及运营方式。企业再造的主要程序：①对原有流程的功能和效率进行全面分析，发现存在的问题；②设计新的流程改进方案，并进行评估；③对制定与流程改进方案相配套的组织结构、人力资源配置和业务规范等方面进行评估，选取可行性强的方案；④组织实施与持续改进。

4. 标杆管理理论 标杆管理又称基准管理，是指通过不断寻找和研究同行一流公司的最佳实践，并以此为基准，与本企业进行比较、分析、判断，从而使自己的企业得到不断改进，进入赶超一流公司、创造优秀业绩的良性循环过程。标杆管理要素：①标杆管理实施者，即发起和实施标杆管理的组织；②标杆伙伴，也称标杆对象，即定为"标杆"被学习借鉴的组织，通过与标准管理实施者进行信息和资料交换，开展合作的组织或单位；③标杆管理项目，也称标杆管理内容，即存在不足，通过标杆管理向他人学习借鉴以谋求提高的领域。

（三）现代管理理论在护理管理中的应用

现代管理理论对护理管理产生了巨大影响，主要体现在以下四个方面。

（1）运用系统的方法和权变方法指导护理管理和护理实践工作，用全局的观点思考问题，根据护理工作的复杂性，因人、因事、因时采取不同的管理方式。

（2）强调学习型组织，不断创新医院的经营、管理及运营方式。

（3）强调护理管理者的学习意识、创新意识、决策意识和决策的科学化。

（4）强调信息反馈和计算机信息技术管理在护理工作中的应用，使护理管理更加科学化和现代化。

第三节　管理基本原理及与其对应的管理原则

PPT

管理基本原理是对客观事物的实质及其运动规律的基本表述。管理原则是反映客观事物的实质和运动规律，要求人们共同遵守的行动规范。管理原理、管理原则是进行管理活动的行动指南，是实施管理职能的理论依据。掌握和学会灵活运用管理的基本原理和原则，对提高护理工作质量和护理管理效率具有重要指导意义。

一、系统原理及与其对应的管理原则

（一）系统原理

系统是指由相互作用和相互依赖的若干组成部分或要素结合而成的，具有特定功能的有机整体。系统构成必须具备3个条件：①要有构成系统的两个或两个以上的要素；②各要素之间有一定的联系；③各要素之间的联系必须产生一定的功能。系统具有以下特征。

1. 目的性　每一个系统都有明确的目的，不同系统有不同的目的。系统可以根据其目的和功能需要设置若干个子系统，为子系统之间建立联系，子系统应服从系统目的。没有明确目的的子系统，往往是产生系统内耗的根源，必须及时调整，确定子系统的功能，使其为实现系统的目的服务。

2. 整体性　又称集合性、系统性，是指具有独立功能的各子系统，围绕共同目标组成不可分割的整体。任何一个系统要素都不能脱离系统整体而孤立的发挥作用，系统的整体功能大于各要素功能之和。

3. 层次性　是系统的本质属性，是指系统内部各组成要素构成的多层次的递阶结构，通常呈"金字塔"形。

4. 环境适应性　是指系统要不断地调整自己，以适应环境的变化。任何一个系统都处在一定的特定环境中，都要与环境进行物质、能量和信息交换。系统只有与外部环境保持最佳的适应状态才能生存和发展，才是理想的系统。

（二）对应的管理原则

1. 整分合原则　是指对某项管理工作进行整体把握、科学分解、组织综合。主要内容：①深入了解要完成的整体工作，坚持整体观点，制定整个系统的目标；②科学地将整体分解为多个组成部分，明确责任分工；③按照系统的内在联系，进行有效组织综合，各组成部分相互支持、相互配合，实现系统的整体目标。在整分合原则中，整体把握是前提，科学分解是关键，组织综合是保证。因此，管理必须有合有分，先分后合，这是整分合原则的基本要求。

2. 相对封闭原则　是指在系统内部，系统的各个环节必须首尾相连，形成回路，使各个环节的功能得到充分发挥。在系统外部，任何系统都具有开放性，与相关系统存在输入和输出关系。在系统内部，管理过程中的机构、制度和人都是封闭的，管理机构应设决策机构、执行机构、监督机构和反馈机构。管理中的人要采用层级管理，形成回路才能发挥作用。

（三）在护理管理中的应用

护理系统属于医院大系统中的一个子系统，护理部门各项工作目标应与医院目标一致，并与相关部门协调发展、通力合作。护理管理从最高管理层到最低管理层，不同职位对应不同的职责、权利和待遇，责权分明、分级管理，才能确保护理组织系统的高效运转。

二、人本原理及与其对应的管理原则

（一）人本原理

人本原理是以人为本的管理思想。该原理认为，管理的核心是人。一切管理活动都应坚持以人为中心，以人的利益为根本，紧紧围绕调动人的工作积极性、主动性和创造性进行，在实现组织目标的同时，力求实现组织成员的自我价值与全面、自由的发展。

（二）对应的管理原则

1. 能级原则　是指按照一定的标准、规范和程序将管理中的组织和个人进行分级。有效的管理能级原则：①管理能级具有分层、稳定的组织形态，稳定的管理结构应该是一个正三角形；②不同能级应该责、权、利一致，做到在其位、谋其职、尽其责、获其荣；③各类能级必须动态对应。管理者要在实践中不断挖掘和培养人的能力，使相应的人处在相对应的能级岗位上，才能保证管理系统处于高效运转的稳定状态。

2. 动力原则　管理中的动力是指管理活动中可激发人们的行为朝着有助于实现组织整体目标方向有序的、合乎管理要求的、定向活动的力量。组织发展的动力有 3 种。

（1）物质动力　是通过物质手段，推动管理活动向特定方向运动的力量。物质是人生存发展的基础，物质动力是组织行为的首要动力。

（2）精神动力　是在长期管理活动中培育形成，被多数人认同和恪守的理想、奋斗目标、价值观念、道德规范和行为准则等。精神动力是实现人类高层次需要的源泉，可以补偿物质动力的缺陷。在特定情况下，精神动力可以成为决定性的动力。

（3）信息动力　即信息交流产生的动力，信息动力是现代管理的一大特征。当今社会是信息社会，信息是组织发展的神经，是关键性资源，是推动组织发展的强有力的动力。在每一个管理系统中，3 种动力同时存在，管理者应注意协调综合运用。

3. 行为原则　是指管理者要掌握管理对象的行为规律，并进行科学的分析和有效的管理。根据不同个体的个性倾向和特征，积极为其创造良好的工作环境和发展规划，有利于个体良好个性的形成和发展。管理中做到用人所长、避人所短，科学地使用人才，可以有效提高管理效果。

（三）在护理管理中的应用

1. 注重组织个体的个性差异　管理者应充分发挥组织中每个人的潜力与特长，使个体在组织中最大限度地发挥作用，获得最大发展。

2. 分层次设岗，合理利用人力资源　根据医院和科室整体人力资源分配情况，制定各级护士的聘任条件和岗位职责，使每一名护士都能有与其对应的岗位，发挥自己最大绩效。

3. 有针对性地调动成员的积极性　护理管理者有针对性地采取物质鼓励、精神鼓励、适当授权等各种激励措施，调动护理人员的工作潜能，提高其工作积极性和创造性。

三、动态原理及与其对应的管理原则

（一）动态原理

动态原理是指管理者在管理活动中，注意把握管理对象运动、变化情况，不断调整各个环节，以实现整体目标。动态原理的主要内容：世界是运动的，世界上的一切事物处于不断的发展变化过程中。所有管理的要素都处在一定的时间和空间中，随着时空的运动而发展、变化，管理人员必须明确组织及其发展的目标都是变化的，这种变化取决于组织内部各要素和外部环境的变化。管理者要正确把握这些变化，适时适度地调整管理目标，最终实现管理目标。

（二）对应的管理原则

1. 反馈原则　反馈是由控制系统把信息输送出去，又将作用结果返送回来，以便对信息的再输出产生影响，从而起到控制作用。管理的反馈原则是指管理者在管理活动中，必须及时了解和掌握系统外部环境变化和系统自身活动的进展程度，随时将系统运行状态和已取得的结果与初始目标进行比较，当发现较大偏差时，应采取相应措施纠正偏差、控制系统活动，以确保目标实现。

2. 弹性原则　是指管理活动要具备适应客观情况变化的能力，必须留有充分的余地，在发生变化后仍能较好地适应环境、实现目标。管理必须遵循弹性原则，主要有以下原因：①管理活动涉及的因素较多且复杂，管理者不可能认识掌握所有因素，管理要留有余地，以增强组织的应变能力；②管理本身具有不确定性，某种管理方法可能能够较好地适应一种情况，但不一定能适应另外一种情况或所有的情况，因此，在管理中要拒绝僵化、单一的、没有弹性的管理方法；③管理是多因素的合力，影响管理的因素多变，需要综合平衡，为达到最佳平衡状态，需要留有可供调节的余地。

（三）在护理管理中的应用

1. 具备动态管理的理念　随着医疗卫生事业的发展，新的卫生政策、管理制度、管理方法的出现，要求护理人员的思想、观念、行为、知识结构等都要随之发生变化。护理管理者必须具有敏锐的洞察力和动态管理的能力，才能有效、及时、准确地把握这些变化，适当对管理目标和管理方式进行调整，以适应社会环境变化对护理工作的要求，提高护理工作质量。

2. 充分发挥信息反馈作用　在护理质量检查过程中，护理部对各科室护理工作进行质量监督并定期反馈质量检查结果，各科室护士长提出有针对性的整改方案并予以实施，同时对整改情况开展自查，通过自查反馈整改效果，积极推进工作目标的实现。

四、效益原理及与其对应的管理原则

（一）效益原理

效益原理是指组织的各项管理活动都要以实现有效性、追求高效益为目标的一项管理原理。效益一般包括经济效益和社会效益。经济效益是指人们在社会经济活动中所取得的收益性成果；社会效益是指人们的社会实践活动对社会发展所起的积极作用和所产生的有益效果。经济效益比较直观，社会效益是无形的财富。

（二）对应的管理原则

效益原理对应的管理原则是价值原则。价值原则是指管理者在管理工作中，对人力、物力、财力、时间、空间、信息等资源进行科学有效的管理，以创造更大的经济效益和社会效益。价值是客观效用与消耗的比值，是经济价值和社会价值的统一。有效的管理应充分发挥组织的功能，使管理资源得到充分利用，为组织带来最高效益。落后的管理会影响组织功能的发挥，造成资源的浪费和损失，影响组织效益。

（三）在护理管理中的应用

1. 树立效益观　在护理管理中要讲求实际效益，以最小的消耗和代价，获取最佳的社会效益和经济效益。树立效益观念是护理管理者必须具备的基本素质之一。护理管理者应学会运用价值规律，快速适应医疗卫生事业的发展与变化，制定切实可行的管理措施，获得最理想的效益。

2. 建立有效的管理评价体系　护理管理的有效性是管理的效率、效果和效益的统一，其实现的重要途径就是要确立有效的管理评价体系。如在制定符合护理人员工作实际的绩效考核评价机制时，要充分考虑护理岗位责任、风险、劳动强度、技术难度等价值要素，建立以绩效考核为核心的护理质量管理机制。

3. 追求组织长期稳定的高效益　护理管理人员不仅要"正确地做事"，更要引导管理对象"做正确的事"，将长远目标与当前任务相结合，增强工作的预见性，减少盲目性、随意性，以使组织获得长期稳定的高效益。

？ 想一想

管理的基本原理主要有哪些？

答案解析

护爱生命

在以人为本的现代化企业管理理念影响下，人的因素在护理管理中越来越受到重视，很多医院相继提出了"人性化"管理，在管理实践中突出尊重人、信任人，最大限度发挥人的潜能。人本管理的实质就是强调管理的核心是做好人的工作，提高每个人的素质，规范每个人的行为，调动每个人的积极性，发挥每个人的创造精神。

护理管理者在实施人性化管理的过程中，应该首先实现三个转变。

1. 管理中心的转变 由"以工作为中心"，转向"以人为中心"。

2. 管理策略的转变 由管理人、控制人，转向鼓励人、发展人。

3. 管理目标的转变 由单纯追求管理效率转向在提高管理效率的同时促进人的发展，实现人的最大价值。

为实现上述转变，应在护理管理理念上做出如下调整：①树立两个中心管理理念，即以患者为中心和以护士为中心；②投入两份情感，即对患者的关爱和对护士的关心；③树立两个信念，即有合格的护士才有合格的质量，有满意的护士才有满意的患者；④明确两种责任，即为患者创造人文关怀的医疗环境，为护士提供发挥潜能的舞台；⑤确立两个目标，即提高管理对象的满意率，减少投诉率。

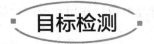

目标检测

答案解析

1. 充分体现中国古代战略管理思想的书籍是（　　）

    A.《论语》　　　　　B.《管子》　　　　　C.《道德经》　　　　　D.《孙子兵法》　　　E.《史记》

2. "唯贤不用亲"体现了我国古代的（　　）

    A. 战略管理思想　　　　　　　B. 系统管理思想　　　　　　　C. 用人思想

    D. 社会管理思想　　　　　　　E. 孔孟思想

3. 提出"差别计件工资制"的管理学家是（　　）

    A. 韦伯　　　　　B. 卢因　　　　　C. 泰勒　　　　　D. 西蒙　　　　　E. 马斯洛

4. 开展著名的"霍桑试验"的管理学家是（　　）

    A. 熊彼特　　　　　B. 明茨伯格　　　　　C. 卡斯特　　　　　D. 哈默　　　　　E. 梅奥

5. 下列属于法约尔管理过程理论主要内容的是（　　）

    A. 提出成功管理应遵循的 14 项一般原则　　　　　B. 工作方法标准化

    C. 激励性报酬制度　　　　　　　　　　　　　　D. 工人是社会人，非"经济人"

    E. 人性假设的 X 理论和 Y 理论

6. 首次在研究中提出"正式组织中存在着非正式组织"观点的是（　　）

    A. 泰勒的科学管理理论　　　　　　　　　　　　B. 法约尔的管理过程理论

    C. 卢因的群体行为理论　　　　　　　　　　　　D. 梅奥的人际关系理论

    E. 麦格雷戈的人性管理理论

7. 某企业规定，对每年新招聘来的大学毕业生必须首先安排到最艰苦的工作岗位上锻炼 2 年，考核合格后再分配固定的工作岗位，以消除大学生"消极被动"的工作态度，培养其积极上进的工作热情，该企业的做法是基于（　　）

    A. X 理论　　　　　　　　　　B. Y 理论　　　　　　　　　　C. 需要层次理论

D. Z 理论　　　　　　　　　　　　E. 标杆管理理论

8. 最先提出"管理就是决策"的管理学家是（　　）

　　A. 西蒙　　　　　　B. 泰勒　　　　　　C. 韦伯　　　　　　D. 梅奥　　　　　　E. 麦格雷戈

9. 下列属于韦伯行政组织理论内容的是（　　）

　　A. 理性化、法制化的权力是管理行政组织的基础　　　　B. 提出管理的基本职能

　　C. 区别经营与管理活动　　　　　　　　　　　　　　　D. 提出管理的一般原则

　　E. 组织中存在着非正式组织

10. 整分合原则的关键环节是（　　）

　　A. 整体把握　　B. 科学分解　　C. 组织综合　　D. 创新发展　　E. 相互协作

11. 根据护理人员的能力和特长安排相应的工作岗位，体现的管理原则是（　　）

　　A. 相对封闭原则　　　　　　　B. 行为原则　　　　　　　　　C. 能级原则

　　D. 价值原则　　　　　　　　　E. 弹性原则

12. 管理过程中，管理者"留一手"体现的原则是（　　）

　　A. 行为原则　　B. 动力原则　　C. 反馈原则　　D. 价值原则　　E. 弹性原则

（13～15 题共用题干）

　　小张在医院护士长竞聘中发挥出色，被任命为某科室护士长。上任伊始，小张觉得首先要熟悉科室环境、了解科室护理工作现状。她在调研时发现，科室原来的老护士长以管理严厉著称，要求护士们必须绝对服从，不允许下属提出反对意见，导致科室护士在工作中诚惶诚恐，经常受到批评和惩罚，有的甚至被迫调离科室或辞职。因此，老护士长在此次聘任中落选。

13. 老护士长的领导方式属于（　　）

　　A. 专制式　　　　B. 民主式　　　　C. 自由放任式　　　D. 授权式　　　　E. 协作式

14. 老护士长的管理方式，主要违背了（　　）

　　A. 系统原理　　　　B. 人本原理　　　　C. 效益原理　　　　D. 动态原理　　　　E. 伦理原理

15. 小张在对科室情况全面了解后，决定改变原有老护士长的管理方式，有针对性地制定了一系列的措施，以下措施不妥的是（　　）

　　A. 工作中关心、尊重科室每一名护士

　　B. 根据科室护士的年龄、学历、职称、性格、特长等综合分析，发挥每一名护士的长处，分配其至相应岗位，明确岗位职责

　　C. 积极组织讨论，充分听取护士们的意见，对科室现行管理制度和规定进行修订

　　D. 开展科室绩效奖励改革，对表现优秀的护士给予物质奖励，并优先选派外出参加培训和学习

　　E. 提出科室护理人员收入要平均分配

（李文杰）

书网融合……

　　　重点回顾　　　　　　　　微课　　　　　　　习题

第三章 计 划

学习目标

知识目标：

1. **掌握** 计划的含义、类型、形式及制订步骤；目标管理的含义、特点及原则；时间管理的含义、作用及实施步骤。

2. **熟悉** 计划的作用；目标管理在护理管理中的作用；时间管理在护理管理中的作用。

3. **了解** 目标的含义及特点。

技能目标：

能结合临床护理实际情境，制订合理的计划，合理安排好时间，以实现护理目标。

素质目标：

具备严谨的工作态度；具有科学、合理制订计划和安排时间的素质。

📖 导学情景

情景描述：某二级甲等医院共有床位 350 张，其中肿瘤科病房床位 40 张，患者平均住院日约为 20 天，除护士长外，有护士 16 人，其中主管护师及以上职称 5 人。近日，护士长准备开展 PICC 置管业务，但科室护理人员无人接受过 PICC 置管方面的培训，仅有护理从省级医院转回带管患者的经验。据调查，该市其他医院均未开展 PICC 置管业务，省内只有两家省级医院和一家肿瘤医院开展该项业务较为成熟。

情景分析：PICC 置管输液法具有适应性广、创伤小、保留时间长、并发症少的优点。该医院肿瘤科患者的平均住院日约为 20 天，住院期间需要护士做好 PICC 置管的维护，为提高该医院的医疗护理水平，减轻患者的痛苦，应该开展 PICC 置管业务。

讨论：如果你是肿瘤科的护士长，将如何开展 PICC 置管业务的可行性分析？

学前导语："凡事预则立，不预则废。"这句话出自《礼记·中庸》，意思是任何事情，事前有准备就可以成功，没有准备就要失败。科学而周密的计划是成功的一半，是有效管理活动的重要前提。

古往今来，人们从实践中发现，凡事制订计划，才能达到预期的目标。计划是管理职能中最基本的职能，是其他管理职能的基础，它与组织中几乎所有的管理活动都有密切联系。为了使组织中各项活动都能够有节奏地进行，必须有严密的计划。

第一节 概 述

PPT

一、计划的含义

计划（plan），是指用文字或者指标设定的未来一定时期内的组织目标，包括行动方向、内容、完成方式和具体安排的管理文本。计划有广义和狭义之分。广义的计划是指为了实现设定的目标，制订计划的活动过程及预先进行的行动安排，是对决策所确定的任务和目标提供一种合理的实现方法，包括制订计划、执行计划和检查计划等。狭义的计划仅指制订计划的过程。计划要根据实际工作情况，运用科学预测手段，通过全面分析和权衡，提出在未来一定阶段中要达到的目标，并设定实现目标的途径。任何计划都是为了解决3个问题：①确定组织目标；②确定达成目标的行动时序；③确定行动所需要的资源比例。

计划可通过"5W1H"来进行清晰的描述，其具体内容如下。

What——做什么？明确计划工作的具体任务和要求。

Why——为什么做？明确计划的宗旨、目标和战略。

Who——谁来做？落实执行人员，规定计划的每个阶段由哪些部门和人员来负责、协助、监督、执行等。

Where——何地做？确定实施计划的地点和场所，掌握和控制环境条件和空间布局。

When——何时做？明确计划的开始、进度，以便进行有效的控制和对能力及资源的平衡。

How——如何做？制订实施计划的措施、相应的政策和规则。

二、计划的作用

1. 明确工作目标和努力方向 通过计划所设立的目标，使组织中的每一个成员明确应承担的任务、要求和努力的方向，思考为达到目标应采取的步骤，并为实现组织目标形成精诚合作、步调一致的协作团队，努力完成工作。

2. 有利于应对突发事件及减少工作中的失误 计划虽然无法消除环境的变化和不确定因素带来的影响，但在计划中，管理者必须预见未来可能的变化及其对组织活动的影响，做出正确评估，制定适宜变化的最佳方案。计划降低了工作中的不确定因素，有利于减少工作中可能的失误，保证组织长期稳定的发展，从而达到预期结果。

3. 提高管理效率和效益 计划提供了明确的工作目标和实现目标的最佳途径，使组织中成员能够按照实现目标的方案对人、物、财、时间和信息等资源进行合理分配和使用，最大限度地避免重复和浪费以及不协调的行为发生，产生管理高效率和经济最好效益。

4. 形成管理控制工作的基础 控制和计划密切相连，是管理职能中的两个重要环节。计划为组织活动提供了工作内容、指标、任务要求、进度、步骤及预期目标等，都成为管理工作中控制活动的标准和依据。管理者可根据计划要求进行对照检查，发现问题和偏差，及时采取措施纠正，修订和调整原计划，以保持正确的方向。计划成为保障工作质量和效果的基础及促进因素。

👁 **看一看**

计划的5个基本特征

1. 目的性 所有计划都应该有助于完成组织目标。

2. 纲领性 计划影响并贯穿于所有管理活动中。

3. 普遍性 计划工作是每位管理者必须进行的职能工作。

4. 效率性 计划工作可以提高组织运行效率。

5. 前瞻性 计划工作总是针对需要解决的新问题和可能发生的新变化做出决策。

三、计划的类型与形式 🅔 微课

（一）计划的类型

1. 按计划的规模分类

（1）战略计划　指决定整个组织的目标和发展方向的计划。战略计划一般是长期计划，包括目标及达到目标的基本方法、资源分配等，是对如何实现战略目标所进行的谋划，也是制订其他计划的依据。如中国护理事业发展规划。

（2）战术计划　是针对具体工作问题，在较小范围和较短时间内实施的计划，是战略计划执行的具体保证，具有灵活性的特征。如N1级护士发展计划。

（3）作业计划　是战术计划的具体执行计划，是为各种作业活动制订的详细具体的说明和规定，是实际执行和现场控制的依据。如糖尿病患者血糖自我监测健康教育计划。

2. 按计划作用的时间分类

（1）长期计划　一般指5年以上的计划。长期计划由高层管理者制订，建立在对未来发展趋势的一定预测、评估论证的基础上，规定了组织的各个部门在较长时期内从事某种活动应达到的目标和要求，制订了组织长期发展方向、方针和蓝图，对组织具有一定的战略性、纲领性和指导性。

（2）中期计划　一般指2~4年的计划。中期计划一般由中层管理者制订，具有战役性特点，要求根据组织的总体目标进行制订，衔接短期计划和长期计划。

（3）短期计划　一般指1年或1年以内的计划。短期计划一般由中层管理者制订，具有战术性特点，是短期内具体的工作部署、活动安排和应达到的要求，为各组织成员近期的行动提供了依据。

3. 按计划的范围分类　分为整体计划和职能计划。

（1）整体计划　是整个组织范围的全面计划，又称总计划。

（2）职能计划　是各个职能部门以其业务为范围进行的计划。

4. 按计划的约束程度分类

（1）指令性计划　由主管部门制订，以指令的形式下达给执行单位，要求严格按照计划的方法和步骤执行，具有强制性的计划，易于执行、考核及控制，但缺少灵活性。如国家的各项政策、法规。

（2）指导性计划　由上层管理层下达下级单位，按照计划完成任务、目标和指标，对完成计划的具体方法不做强制性规定。如医院各科室业务学习计划。

✖️ **练一练3**

某三甲医院心内科为了提高科室护理质量，护士长制订了心内科护理年度工作计划，该计划属于（　　）

A. 长期计划，战略性计划　　　　　　B. 长期计划，战术性计划

C. 中期计划，战略性计划　　　　　　D. 中期计划，战术性计划

E. 短期计划，战术性计划

答案解析

（二）计划的形式

计划的形式，是指用文字和指标等形式所表述的组织以及组织内不同部门和不同成员在未来一定时期内关于行动方向、内容和方式安排的管理事件。计划的内容非常广泛，形式也多种多样。哈罗德·孔茨和海因·韦里克从抽象到具体，把计划的表现形式分为宗旨、目的或任务、目标、战略或策略、政策、程序、规则、规划以及预算等。

1. 宗旨 是组织或系统对其信仰和价值观的描述，回答一个组织是干什么的。如医院的宗旨是治病救人，救死扶伤。

2. 目的或任务 是指组织机构的作用，它指明组织机构在社会上应起的作用，所处的地位，是社会赋予一个组织机构的基本职能。如护理的任务是"保持健康、预防疾病、减轻痛苦、促进健康"。

3. 目标 是在目的或任务的基础上进一步具体化，是整个组织最终达到的可测量的成果。目标必须具备具体、可测量和可评价的特性。如某医院 2022 年的护理目标是全面提高护理质量，使全院护士护理技术操作考试合格率≥95%。

4. 战略或策略 是为实现组织目标而采取的对策，是实现目标的指导和行动方针。它指出工作的重点和顺序，以及人、财、物、时间、信息等资源的分配原则。如某医院为发展优势学科的建设，制定了重点科室优先发展策略。

5. 政策 是组织为达到目标而制订的一种限定活动范围的计划。政策由组织最高管理层确定，具体地规定了组织成员行动的方向和界限。如医院奖金分配政策、护士的考核晋升政策。

6. 程序 是根据时间顺序而确定的一系列相互关联的活动。它详细列出了完成某类活动的确切方式，处理问题的办法、步骤，并按时间顺序对必要的活动进行排列，是行动的指南。如护理程序、临床路径。

7. 规则 是根据具体情况对是否采取某种特定行为所做出的规定。它详细、明确地阐明行动要求，约束和管理执行者的行为，起到行动的指导作用，成为员工实现目标而遵守的行为规范。如护理技术操作常规。

8. 规划 是为实施既定方针所采取的目标、政策、程序、规则、任务分配、步骤、资源分配以及所需要的其他因素。如中国护理事业发展规划。

9. 预算 是用数字表示预期结果的一种数字化计划。预算是文字计划实施的支持和保障，通过预算起到控制和指导工作的作用，使计划更加精准和科学。如某医院护理部关于 2022 年护士继续教育的经费预算。

❓ **想一想**

计划的原则主要包括哪些？

答案解析

四、计划的步骤

计划是一种连续不断的程序，经过此程序，组织可预测其发展方向，建立目标并采取适宜行动方案以达到组织目标。计划的制订分为 7 个步骤。

1. 分析评估 是计划的第一步，是做好计划工作的关键步骤。分析评估可采用 SWOT 分析法。S（Strength）指组织内部的优势；W（Weakness）指组织内部的劣势；O（Opportunity）指来源于组织外部可能存在的机遇；T（Threats）指来源于组织外部可能的威胁或不利影响。通过分析评估组织现存形势和资源、外部条件和内部条件、组织自身优势和劣势等，预测未来可能出现的变化，清晰而完整地认识到组织发展的机会、组织利用机会的能力，以及不确定因素对组织可能产生的影响程度等。

2. 确定目标 目标是指期望达到的成果，是在分析评估的基础上为组织或个人确定目标。计划的主要任务，是将组织目标进行层层分解，以便落实到各个部门、各个活动环节，形成组织的目标结构，为组织整体、各部门和各成员指明方向，通过目标进行层层控制，可有效把握全体员工努力的方向。

制定目标要有时间安排，内容要清晰准确，操作性强。

3. 拟定备选的可行方案 一个计划往往有几个备选方案。应在分析的基础上，从备选方案中选出最有希望成功的方案。拟定备选方案应考虑：①方案与组织目标的相关性；②可预测的投入和效益之比；③可接受程度；④时间因素。

4. 评价和比较备选方案 认真考查和论证每一个计划，综合评价每一个方案。论证的内容包括计划的可靠性、科学性、可行性、经费预算合理性、效益显著性等。评估可供选择的方案要注意：①每一个计划的制约因素和隐患；②要用总体的效益观点来衡量计划；③既要考虑到可量化的因素，又要考虑到无形的定性因素；④要动态地考察计划的效果，特别注意潜在的、间接的损失。

5. 选定方案 是最重要的抉择阶段。备选方案根据上述步骤的分析、比较及优先次序的排列后，结合组织、部门或成员的实际情况和可以完成的具体条件，选定最优的计划方案。

6. 制订辅助或派生计划 计划方案选定后，一般还需要辅助计划和派生计划来扶持该方案的落实。辅助计划是保证总计划能按时有效执行并达到预期计划目标的必要措施。

7. 编制预算 计划工作的最后一步就是把计划转变成预算的形式，使计划数字化。编制预算，一方面是为了使计划的指标体系更加明确；另一方面是使组织更易于对计划执行进行控制。预算促使组织对各类计划进行汇总和综合平衡，也成为衡量计划完成进度的重要标准。

第二节 计划在护理管理中的应用

PPT

一、目标与目标管理

（一）目标的含义与特点

1. 目标的含义 目标（objective），是指在宗旨和任务指导下，组织要达到的可测量的、最终的、具体的成果。在确立目标之前，组织必须明确其宗旨、任务。宗旨是组织的中心思想和信念，任务是组织的基本职能。

2. 目标的特点

（1）层次性 一个组织从结构上看是分层次的系统组织。因此，组织的目标也是层层分解，构成一个完整的目标体系。组织目标可分为总体目标和次级目标，次级目标为总体目标的实现提供基础条件。

（2）网络性 目标和具体的计划构成网络，组织的目标通常是通过各种活动在网络中的相互联系、相互促进来实现的。有效的组织结构要做到目标之间左右关联，上下贯通，彼此呼应，融合成一体。

（3）多样性 目标可以按优先次序分为主要目标和次要目标；按性质分为定性目标和定量目标；按时间长短分为长期目标和短期目标。

（二）目标管理的含义与特点

1. 目标管理的含义 目标管理（management by objectives，MBO），是由组织中的管理者和被管理者共同参与目标制定，在工作中由员工实行自我控制并努力完成工作目标的管理方法。目标管理就是组织内管理人员与下属在具体和特定的目标上达成协议，并写成书面文件，定期以共同制定的目标为依据来检查和评价目标达到情况的过程，它既是一种管理思想，也是一种管理方法。

2. 目标管理的特点

（1）强调整体性管理 目标管理将组织的总目标逐层分解落实。每个部门和每一位成员各自的分目标以总目标为导向，使员工明确各自工作目标与总目标的关系，共同完成总目标。

（2）强调管理者和被管理者共同参与　目标管理是由上下级共同参与制订目标及目标的衡量方法。由于下级与上级共同参与将组织目标转换为具体可行、可测评的部门或个人目标，从而使目标具有特定性，有利于员工自检自查，有利于上级的评价，也促进了上下级的合作和关系的协调，以达到组织的总目标。

（3）强调自我管理　在目标管理中，下级不是按上级硬性规定的程序和方法行动，而是通过成员自主管理和自我控制来实现规定目标。工作过程中的自我管理可提高员工的工作积极性和创造性，增强员工的组织责任感。

（4）强调自我评价　在执行目标管理的过程中，各层管理人员定期评价，检查、考核反馈信息，并在反馈中强调由员工自我检查，制定一系列的奖惩措施，以促使员工更好地发挥自身作用。

👁 **看一看**

目标管理的由来

目标管理是 1954 年由美国著名企业管理专家彼得·德鲁克（Peter Drucker）在《管理的实践》一书中提出的。当时科学管理理论和行为科学管理理论得到了充分的发展，泰勒、法约尔的管理思想形成了只重视生产效率的监督式、压迫式管理方法，而梅奥的行为科学理论提出了人性化管理。在这种情况下，需要一种管理方法将两种思想综合起来，目标管理正是两者结合的产物。彼得·德鲁克关于目标管理的主张在当时的企业界产生了巨大影响，并作为一种管理方法和措施被广泛应用。

（三）目标管理的过程

目标管理的过程分为制订目标体系、组织实施、检查评价 3 个阶段。

1. 制定目标体系　是实施目标管理的第一步，同时也是最重要的一步。目标制订得越合理明确，后阶段具体过程的管理和评价就越容易。制定目标应遵循以下原则。

（1）高阶层领导制定总体目标　根据组织的长远计划和客观环境条件，管理者与下级充分讨论研究后制定出总体目标。

（2）审议组织结构和职责分工　目标管理要求每一个目标和分目标都要成为落实到个人的确切责任，因此在制定总体目标之后，需要重新审查现有组织结构，根据目标要求明确职责分工。

（3）制定下级目标和个人目标　在总体目标的指导下制定下级目标和个人目标，下级目标和个人目标要与组织目标协调一致。

（4）形成目标责任　上级和下级就实现各目标所需要的条件及实现目标后的奖惩事宜达成协议，并授予下级相应的支配人、财、物及对外联络等权力。双方协商一致后，由下级写成书面协议。

2. 组织实施　目标管理强调执行者自我管理，管理者主要是协助、支持、提供良好的工作环境和信息情报。

3. 检查评价　在达到预定的期限后，要及时进行检查和评价，检查方法是自下而上，由下级主动提出问题和报告。

（1）考评成果　以各自目标和目标值为依据，对目标实施的结果进行考核，评价管理绩效。

（2）实施奖惩　目标实施者自检后，管理者与自检者进行沟通，讨论预先制订的评价和奖惩协议并实施奖惩，如工资、奖金、职务的提升与降免等。

（3）考核评价　将目标管理中的经验及教训进行总结，同时讨论下一轮的目标，开始新的循环。

（四）目标管理在护理管理中的应用

1. 提高护理人员的自我管理能力　是指能够根据目标要求自觉地完成本职工作，以及能够主动地与其他护理人员合作，共同完成本部门的目标。如果组织中护理人员的自我管理意识与能力较强，在具体实施过程中就能自觉地向既定的目标方向努力，从而促进本部门目标以及总体目标的实现。反之则阻碍本部门目标以及总体目标的实现。

2. 构建护理组织的价值理念　价值理念是一个组织的处事与行为准则。不同的组织的价值理念往往不同。护理的价值理念会渗透到护理的总目标和具体分解目标中，并对护理人员的行为产生影响。

3. 提高护理高层领导的重视　实施目标管理前，护理高层领导本身应对目标管理有深刻的认识，必须能够非常清楚地向每一位护理人员阐述什么是目标管理，为什么要实施目标管理，目标管理与护理的关系以及它在评价绩效时起什么作用等。只有这样，才能保证总体目标的实现。

4. 实施前的宣传教育　实施目标管理前，管理者应向各级护理人员解释目标管理的目的、方法、意义，让护理人员了解总目标的宗旨、任务、资源及限制因素，并明确自己的工作职责和工作任务，统一思想认识，为实现目标做出贡献。

5. 检测目标设置的合理性　护理目标的设置不宜太高或过低，还应明确具体的工作任务和要求，以及完成任务的具体时间和效果。

6. 管理体系的控制　在进行目标管理时，要同时建立一套完善的管理体系，负责协调护理工作中的人力、物力、财力及其他资源，指导落实目标管理的内容、方法、约束条件等，及时了解工作进展，使目标管理的实施过程得到严格控制，使护理组织中各层次目标与总目标一致。

二、时间管理

（一）时间管理的含义与作用

1. 时间管理的含义　时间管理（time management），指在同样的时间消耗下，为提高时间的利用率和有效率而进行的一系列活动，包括对时间进行的计划和分配，以保证重要工作的顺利完成，并留出足够的时间和余地处理突发情况和紧急变化。

2. 时间管理的作用

（1）提高工作效率　管理者通过研究时间消耗的规律，认识时间的特征，探索科学安排和合理使用时间的方法，可提高工作效率。时间管理可使管理者自行控制时间而不被时间控制，控制自己的工作而不被工作左右，从而对时间资源进行合理分配。

（2）有效利用时间　管理者如果学会科学管理时间的方法，就可以在有限的工作时间内通过合理安排，提高时间的使用效率。通过有效的时间管理，可以以最小的资源投入获得最大的效益，做到事半功倍。

（3）激励员工的事业心　员工如果能有效地利用时间，则可以获得更多的成功和业绩，从而激发成就感和事业心，满足自我实现的需要。

👁 **看一看**

时间的 3 个特征

1. 客观性　时间是无形的，但又同物质一样客观存在。

2. 方向性　时间的流逝具有"一维性"，一旦过去，就将永远失去。

3. 无储存性　不论如何利用时间，时间总是在消耗、流失。

（二）时间管理的实施步骤

1. 评估时间使用情况　记录时间耗用的实际情况，了解自己工作时间的具体使用情况是有效时间管理的第一步。管理者可准备一本记事本，按时间顺序记录所从事的活动；评估时间是如何消耗的，每一项管理活动需要多少时间；时间安排的依据是什么，处理方法是什么，紧急的事物是什么，自己每日最佳的工作时段、效率最低的工作时段，以便让管理者了解花在每一项活动上的时间有多少，然后再计算每一类活动所消耗的时间占整个工作日时间的百分比，如果分析结果显示时间分配不平均或与重要程度不符合，则管理者必须重新修正工作方针，以提高管理效率。

2. 分析时间浪费的原因 时间浪费，是指所花费的时间对实现组织和个人目标毫无意义的现象。时间浪费的评价分析是时间管理的重要一环，造成时间浪费的原因有客观因素和主观因素两个方面（表3-1）。

表3-1 浪费时间的原因

主观原因	客观原因
缺乏有效利用时间的意识和知识	意外的电话或来访
工作日程计划不周或无计划	计划外会议过多
未制订明确目标和优先顺序	无效社交应酬过多
工作目标不当	信息不全，沟通不良
不善于拒绝非本职工作、非擅长工作	缺乏反馈
处理问题犹豫不决，缺乏决策力	合作者能力不足
文件、物品管理无序	政策程序要求不清
工作时精神不集中，有拖拉习惯	上级领导工作无组织、无计划

3. 合理安排工作时间 要遵循"要事第一"的原则。充分认识个人最佳工作时间是提高工作成效的基础。管理者要充分了解自己精力最旺盛和处于低潮的时间段，然后依照个人内在的生理时钟来安排工作内容。在精神体力最好的时段里，宜安排从事需要集中精力及创造性活动的管理活动；而在精神体力最差的时段里，可从事团体活动，以提高时间利用率。

4. 合理安排时间的方法 方法很多，下面介绍两种常用的合理安排工作时间的方法。

（1）"四象限"时间管理法 著名管理学家科维提出了一个时间管理的理论，把工作按照重要和紧急两个不同的程度进行了划分，基本上可以分为四个"象限"。

1）第一象限 是指既紧急又重要的工作。这类事务需要马上处理，具有时间的紧迫性和影响的重要性，无法回避也不能拖延，必须首先处理、优先解决。工作中，应当尽量减少这类事务的比例，避免使自己陷入"救火队员"模式中。如人事危机、客户投诉、即将到期的任务、财务危机等。

2）第二象限 是指重要但不紧急的工作。这类事务时间上不具有紧迫性，但是具有重大的影响，对于个人或者组织目标的实现很重要，但不需要立刻去处理。如建立人际、新的机会、人员培训等。管理者必须把精力和时间重点放在此类工作上，做到未雨绸缪，防患于未然，避免把此类事务转变为重要且紧急的事务。

3）第三象限 是指不重要但紧急的工作。如电话铃声、不速之客、行政检查等。这类事务具有一定的欺骗性，很多人在认识上有误区，认为紧急的事情都显得重要，使得管理者感到忙而无功，大量的时间都花费在这类事务上。管理者应善于运用委托或授权的艺术处理此类事务。高明的授权或委托，会让管理者拥有更多的时间去处理重要但不紧急的事情，也让被委托方或被授权方感到领导对其的重视和承担完成此项工作的价值。

4）第四象限 是指既不重要也不紧急的工作。如客套的闲谈、无聊的信件、个人的爱好等。这类事务通常是些琐碎的杂事，没有时间的紧迫性，也没有任何的重要性，却是造成时间浪费的主要原因之一，应当尽量放弃或留到空闲的时候处理。

（2）ABC 时间管理法　美国管理学家莱金（Lakein）建议，为了有效管理及利用时间，每个人都需要将自己的目标分为三个阶段，即今后 5 年内欲达到的目标、今后半年要实现的目标、现阶段要达到的目标。将各阶段的目标分为 ABC 三个等级：A 级为最优先（必须完成的）目标，B 级为较重要（很想完成的）目标，C 级为不重要（可暂时搁置的）目标。使用 ABC 目标管理法，可以帮助管理者对紧急、重要的事件立即做出判断，提出处置措施，提高工作效率。

ABC 时间管理法的核心是抓住关键问题，解决主要矛盾，保证重点工作，兼顾全面，有效利用时间，提高工作效率。ABC 类事物的特征及其管理要点见表 3 - 2。

表 3 - 2　ABC 类事物的特征及其管理要点

分类	占工作总量的百分比	特征	管理要点
A	20%～30%	最重要、最迫切，后果影响大	首先做、亲自做；占工作时间的 60%～80%
B	30%～40%	重要、一般迫切，后果影响不大	可以亲自做，也可以根据情况授权；占工作时间的 20%～40%
C	40%～50%	无关紧要、不迫切，后果影响小	委托或授权；不占用工作时间

ABC 时间管理的具体步骤如下。

1）列清单　护理管理者要在每天工作开始时列出全天工作日程清单。

2）工作分类　对清单上的工作进行归类，常规工作按程序办理。

3）工作排序　根据事件的特征、重要性以及紧急程度确定 ABC 顺序。

4）划出分类表　按 A、B、C 类别分配工作项目、各项工作预计的时间安排以及实际完成的时间记录。

5）实施　首先全力投入 A 类工作，直到完成，取得效果再转入 B 类工作，若有人催问 C 类工作时，可将其纳入 B 类，大胆减少 C 类工作，以避免浪费时间。

6）总结　每日进行自我训练，并不断总结评价，提高时间管理效率。

（三）时间管理在护理管理中的应用

应用时间管理时，为充分发挥时间管理的优势，提高时间的利用效率，护理管理者要把握以下关键点。

（1）护理管理者应具备时间成本效益观念与时效观念，以及定量控制自己有限时间的能力。

（2）护理管理者要熟练掌握节约与灵活运用时间的技巧。

（3）护理管理者必须为自己和所管理的部门设定工作目标以及完成目标的具体时间。

（4）护理管理者制订每日工作计划时，应将工作目标以及为实现目标所必须进行的具体活动排序，确保对最重要的目标和最重要的事件给以优先权。

💗 **护爱生命**

为进一步指导各地做好新型冠状病毒肺炎防控工作，在全面总结我国常态化疫情防控和局部聚集性疫情处置工作经验基础上，结合全国疫情形势变化及研究进展，国务院应对新型冠状病毒肺炎疫情联防联控机制综合组组织修订并印发了《新型冠状病毒肺炎防控方案》（第八版）。方案要求坚持"预防为主、防治结合、依法科学、分级分类"的原则，坚持常态化精准防控和局部应急处置有机结合，按照"及时发现、快速处置、精准管控、有效救治"的工作要求，坚决防范境外疫情输入和境内疫情反弹，全力做好常态化疫情防控工作。落实"早预防、早发现、早报告、早隔离、早治疗"措施，坚持"人物同防"，加强重点时段、重点地区、重点人群疫情防控，及时发现散发病例和聚集性疫情，做到"早、小、严、实"，科学精准，有力、有序、有效地处置疫情，发现一起扑灭一起，不断巩固疫情防控成果，切实维护人民群众生命安全和身体健康。

在这场同严重疫情的殊死较量中，中国人民和中华民族以敢于斗争、敢于胜利的大无畏气概，铸就了生命至上、举国同心、舍生忘死、尊重科学、命运与共的伟大抗疫精神。

目标检测

答案解析

1. 在管理职能中，最基本的职能是（　　）

   A. 计划职能 　　　　　　　　B. 组织职能 　　　　　　　　C. 控制职能

   D. 领导职能 　　　　　　　　E. 人力资源管理职能

2. 在计划的定义中，狭义的计划是指（　　）

   A. 确定目标 　　　　　　　　B. 制订计划的活动过程 　　　C. 执行计划

   D. 检查计划 　　　　　　　　E. 评价计划执行情况

3. 在管理职能中，计划是（　　）

   A. 保证 　　　　B. 手段 　　　　C. 关键 　　　　D. 前提 　　　　E. 任务

4. 医院病房的护理管理工作年度计划属于（　　）

   A. 长期计划，战略性计划 　　　　　　　B. 长期计划，战术性计划

   C. 中期计划，战略性计划 　　　　　　　D. 中期计划，战术性计划

   E. 短期计划，战术性计划

5. 按照计划的作用时间划分，短期计划的时间是（　　）

   A. 1~2 年 　　　B. ≤1 年 　　　C. 6 个月~1 年 　　D. ≤3 个月 　　E. 3~6 个月

6. 用数字来表示预期效果的一种数字化计划称为（　　）

   A. 宗旨 　　　　B. 目标 　　　　C. 任务 　　　　D. 预算 　　　　E. 策略

7. SWOT 分析法中，S 是指（　　）

   A. 组织内部的劣势 　　　　　B. 组织外部可能存在的机遇 　C. 组织内部的优势

   D. 组织外部可能存在的威胁 　E. 组织外部不利的影响

8. 目标管理的创始者是（　　）

   A. 彼得·德鲁克 　　B. 泰罗 　　　C. 韦伯 　　　　D. 法约尔 　　　E. 艾伦·莱金

9. 目标管理的基本精神是（　　）

   A. 以人际关系为中心 　　　　B. 以经济为中心 　　　　C. 以社会为中心

   D. 以自我管理为中心 　　　　E. 以人为中心

10. 下列关于目标的描述，正确的是（　　）

   A. 全院护理人员掌握健康教育技能

   B. 本年度大多数护理人员接受一次业务培训

   C. 大部分护理文书书写合格

   D. 本年度全院护士护理技术操作考核合格率≥95%

   E. 全院大多数护理人员理论考核成绩优秀

11. ABC 时间管理法中，A 类目标是指（　　）

   A. 较重要的目标 　　　　　　　　B. 可以暂时搁置的目标

   C. 可以授权或委托他人完成的目标 　D. 很想完成的目标

   E. 最重要、优先完成的目标

12. "四象限"时间管理法中，四个象限划分的两个维度分别是（　　　）

A. 集体性和个人性　　　　　　B. 战略性和战术性　　　　　　C. 重要性和紧急性

D. 重要性和时间性　　　　　　E. 权威性和重要性

13. "四象限"时间管理法中，第四象限是指（　　　）

A. 重要且紧急的事务　　　　　B. 不重要但紧急的事务　　　　C. 重要但不紧急的事务

D. 多投资时间的事务　　　　　E. 不重要不紧急的事务

14. ABC 时间管理法中，A 类目标需要（　　　）

A. 授权　　　　　B. 委托　　　　　C. 亲自去做　　　　　D. 不用做　　　　　E. 明天再做

15. 某社区卫生服务中心拟开设慢性病护理特色服务项目，第一步应是（　　　）

A. 确定目标　　　B. 选定方案　　　C. 拟定备选方案　　D. 评估形势　　　E. 编制预算

16. 某科室按照考核结果对护士的工作进行奖惩，并将考核结果与护士的职称晋升相结合，这属于目标管理步骤中的（　　　）

A. 授权或委托阶段　　　　　　B. 评价阶段　　　　　　　　　C. 制订阶段

D. 实施阶段　　　　　　　　　E. 执行阶段

17. 患者，男性，45 岁，因遇车祸外伤导致脾破裂。患者入院时大汗淋漓、面色苍白、脉搏细数。依据四象限时间管理法，对患者进行抢救属于（　　　）

A. 重要但不紧急的事务　　　　B. 不重要且不紧急的事务　　　C. 重要且紧急的事务

D. 不重要但紧急的事务　　　　E. 影响不大的事务

18. 某医院新上任的呼吸内科病房护士长小高，在工作中常感到手头事情太多，没有头绪，总感觉时间不够用，经常加班到很晚。请帮助小高分析，下列不属于浪费时间的主观因素是（　　　）

A. 不善于拒绝　　　　　　　　B. 缺乏决策力　　　　　　　　C. 缺乏条理与整洁

D. 不会授权或授权不足　　　　E. 上级政策要求不清晰

（王　蓉）

书网融合……

 重点回顾　　　 微课　　　 习题

第四章 组 织

📖 **导学情景**

情景描述: 张红给院长打电话: "院长，我不当这个护士长了，干不下去了，两个上司的命令都要求优先处理，实在适应不了！比方说，今天7:40护理部主任让汇报床位使用情况表，上午10:00汇报用，汇报表至少花费1个半小时，20分钟后，直接主管问为什么两名护士不在班上，我告诉他，外科大主任马主任手术缺人，借调走了，直接主管让立即把那两名护士叫回来，一会儿检查！这种事情每天都发生！"

情景分析: 在实际的护理工作当中，经常会出现类似这种"多头领导""越级指挥"的现象，让下属无所适从，降低管理效率。

讨论: 1. 造成这种现象的原因是什么？

2. 如果你是该院的院长，会如何处理这个问题？

学前导语: 在组织中，建立一种高效的运转机制，协调组织内各成员、各部门之间的关系，明确组织中的沟通渠道，减少组织中各部门及成员之间的摩擦和矛盾，是一个亟待解决的问题。

PPT

第一节 概 述

管理的组织职能是设立一套架构，使组织内的人、财、物科学合理地整合和统筹，从而有效地完成组织目标。组织是管理的基本职能之一，是落实计划的手段和实施控制的工具，是完成各种管理活动的保证。任何管理都要建立科学合理的组织体系，必须把各种管理环节合理地组织起来，形成一个有机的整体，保证组织目标的实现。

一、组织的含义与基本要素

（一）组织的含义

组织包括名词性和动词性两方面的含义。名词性的组织是指按照一定目的、任务和形式编制起来的结构严密、制度化的人群集合体。如学校、医院、护理小组、护理部等，是职、权、责、利四位一体的结构。动词性的组织是组织工作的意思，是指为有效实现组织目标，建立组织结构，配备人员，使组织协调运行的一系列活动。

组织包含以下四层含义。

1. 组织是一个人为系统　组织是由两个或两个以上的人组成的集合。组织也是一个开放系统，是由各个相互联系、相互作用的子系统构成，且与其他组织相互影响、相互制约。

2. 组织有一个共同目标　共同目标是组织存在的前提与基础，它为组织成员的活动提供了行动指南和工作努力方向。这种共同目标既是组织宏观上所要求的，又是组织内各成员的意愿。

3. 组织有不同层次的分工与协作　组织的目标和高效率靠个人无法实现，组织必须有分工与协作，赋予相应的权力和责任，保证组织实现目标。如在医院内，护理组织承担特定的护理任务，为达到目标，设置院长、护理部主任、科护士长、护士长、护士等岗位，构成一个具有层次的权责角色结构系统，并通过岗位责任制明确各自的职责权限，以保证各项护理工作的顺利完成。

4. 组织可以不断变化与发展　组织是为了实现某个目标进行分工合作、建立某种权责关系而形成的，当组织目标变动时，组织也相应随之调整，才能发挥其最大的功能。

（二）组织的基本要素

1. 目标与任务

（1）目标　组织是为了实现一定的组织目标而存在的，没有目标，一个组织就没有存在的意义。在组织目标确定后，为实现目标必须进行工作任务分配。

（2）任务　是组织实现自己的使命，履行社会责任的基础。各部门和各成员都要明确自己的工作内容与职责。

2. 职权与职责

（1）职权　是指经一定正式程序，根据各成员承担责任大小，赋予某项职位的一种权力，使各级管理人员能够采取一系列行动完成本部门的工作任务，保证组织目标的实现，是履行岗位责任制的重要手段之一。

（2）职责　是指某项职位应当完成某项任务的责任，如上级对下级有工作指导的责任，下级对上级有工作汇报的责任。

3. 物质要素与精神要素

（1）物质要素　是指组织内所需人员、经费、房屋、仪器、设备等，是保证组织目标实现的必要资源。如医院护理组织内，有护理部主任、科护士长、护士长及护理人员等专业工作者；有完成各项工作所需的预算经费；房屋有护士站、护理部等；仪器设备有电脑以及各科室为患者提供护理服务的各类仪器设备、各个病室的基本设备等。

（2）精神要素　是指组织内成员的权力、职责、工作规范、生活准则、服务精神、认同感与归属感等。如医院的院训、服务宗旨、护理哲理、护理团队文化、护理人员的价值观与奉献精神等。

4. 技术与质量要素　是组织实现目标、满足社会需要的根本保证。一个组织必须有基本的技术队伍，并与时俱进才能保证其生存和发展。如一个医院护理质量以护理人员的素质与技术为基础，以护理管理为保证。拥有一支具有现代化技术力量的护理人员队伍，并加强护理组织的内部管理，是医院满足社会需要、实现医院总体目标责任制和自身发展的关键。

5. 适应与发展要素 组织是为了实现一定的组织目标而存在的，而组织的内外环境不断变化。因此，组织必须不断地获取信息，根据时间和环境变化调整组织设计，才能在市场竞争中求得生存与发展。随着医学模式的转变，医院的医疗和护理模式也应做出相应的调整，才能满足不断变化的社会需求，如医院开展优质护理服务，为了保证和增加临床一线护士直接护理患者的时数，有些医院适时地建立了静脉输液配置中心。

二、组织的类型

组织是以各种各样的形式存在的，不同类型的组织，其功能和特性也不同。根据不同的分类标准，组织可以分为不同的类型。如按照规模，可以分为大、中、小型组织；按照社会功能，可以分为政治组织、经济组织、文化组织等。本章主要介绍以下几种。

（一）根据组织的特征分类

梅奥和巴纳德等人将组织划分为正式组织和非正式组织。

1. 正式组织 指为了实现共同目标，对其内部成员的职责范围和相互关系，以政策、章程、组织结构等加以明文规定所形成的组织体系。正式组织一般有组织结构图、组织章程、职位及工作标准说明的文件。如医院的护理组织就是正式组织。

正式组织的特点：①有共同的目标；②有明确的上下级隶属关系；③有专业分工和协作；④讲究效率；⑤有固定的机构编制；⑥组织赋予领导正式权力，有明确的组织章程和稳定的工作程序；⑦不强调组织成员工作的独特性，更强调团队或群体、组织成员的工作及职位可以相互替换。

2. 非正式组织 最早是由美国管理学家梅奥通过"霍桑试验"提出的，该组织不由管理部门规定，而是由地理上相邻、兴趣相似、利益相同而自发形成的个人或社会关系网络，其主要功能在于满足个体需要。如医院内的健身爱好者、棋友、球友等形成的小圈子。

非正式组织的特点：①人与人之间有共同的理想和兴趣，互相吸引而自发形成；②有较强的内聚力和行为一致性；③具有一定的行为规范；④组织的领袖不一定有较高的地位和权力，但一定具有较强的实际影响力。

正式组织和非正式组织的比较见表4-1。

表4-1 正式组织与非正式组织的特点比较

类型特点	正式组织	非正式组织
目标明确性	组织目标明确具体	个人感情纽带
权力强制性	正统性、合法性、稳定性	成员授予，不是上级部门授予
层级结构	层级性等级结构	自然形成的核心人物，无层级结构
信息沟通渠道	靠制度保障	不成文行为准则
稳定性	组织较严密，人员固定，职位可以相互替换	不稳定

一般情况下，组织管理都是针对正式组织而言，但非正式组织对管理工作起着不可忽视的作用。在组织工作中，非正式组织是把双刃剑，可发挥积极作用，有利于正式组织目标的实现；也可以起消极作用，干扰或破坏正式组织达到目标（图4-1）。护理管理者应正视非正式组织的存在，尽可能使非正式组织同正式组织协调起来，互相补充，诱导和发挥非正式组织的积极作用。

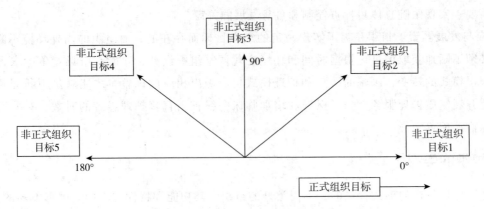

图 4 - 1　正式组织和非正式组织目标关系

（二）根据组织的存在形式分类

1. 实体组织　是为了实现某一共同目标，经分工与合作、不同层次的权力和责任制度，而构成的人群集合系统。组织的最初形态就是实体组织。

2. 虚拟组织　是一种区别于传统组织，以信息技术为支撑的人机一体化组织。其特征以现代通信技术、信息存储技术、机器智能产品为依托，实现传统组织结构、职能及目标。在形式上，没有固定的地理空间，也没有时间限制。组织成员通过高度自律和高度一致的价值取向共同实现团队的目标。虚拟组织是社会及组织发展到一定阶段出现的产物。特别是自从数字化网络出现之后，虚拟组织更是成为一般的学术名词及操作术语为大众所认同和接受。

第二节　组织结构

PPT

一、组织结构的含义

（一）组织结构

组织结构是表现组织内各个部分排列顺序、空间位置、聚集状态、联系方式以及各要素之间相互关系的模式，是执行管理任务的结构。组织结构在管理系统中的作用就像人体的骨骼一样起到"框架"作用，使组织工作中的人流、物流、信息流正常流通。组织能否顺利达到目标、促进个人在实现目标中做出贡献，在很大程度上取决于组织结构的完善程度。

👁 **看一看**

组织结构的特征

1. 复杂性　指组织结构的分化程度。

2. 规范性　组织依靠制订的工作程序、规章制度、规则引导员工行为的程度。

3. 集权化　在正式决策时，正式权力在管理中的分布与集中的程度。

（二）组织图

组织图又称组织树，是用图表形式展现正式组织整体结构、各个组织部门的职权关系及主要功能。组织图的垂直形态显示权力与责任的关系，水平形态表示部门化的情况。从组织图中可以了解组织的规模、集中与分散状况以及管理的功能与范围。

二、组织结构的类型 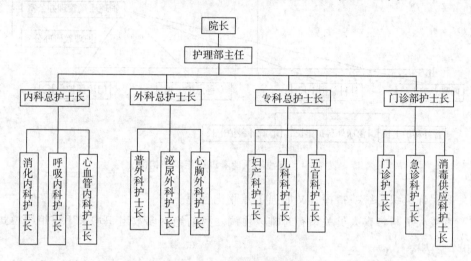 微课

组织不同，所处的条件不同，其组织结构的形态也就不同。较为常见的组织结构类型包括直线型、职能型、直线－职能参谋型、矩阵型。在实际工作中，大部分组织并不是某一纯粹的类型，而是多种类型的综合体。

（一）直线型结构

又称单线型结构，是最早、最简单的一种组织结构类型。是指组织没有职能机构，它以一个纵向的权力线，从最高领导逐步到基层一线管理者，实行直线垂直领导（图4－2）。

图4－2 直线型组织结构图

1. 优点 组织关系简明、各部门目标明确、沟通迅速、指挥统一。为评价各部门或个人对组织目标的贡献提供了方便。

2. 缺点 组织结构较简单，管理者负担过重，不适用于较大的组织，如规模较大的医院中，临床护理、教学、科研等多项复杂的管理活动都由一人负责管理，比较困难。

（二）职能型结构

又称多线型结构，在组织内设置若干职能部门，并都有权在各自业务范围内向下级下达命令，也就是各基层组织都接受各职能部门的领导（图4－3）。

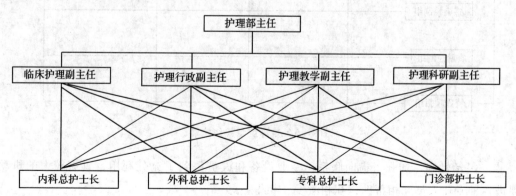

图4－3 职能型组织结构图

1. 优点 管理分工较细，能充分发挥职能部门专业管理作用，减轻上层管理者负担，有利于专业职能的发挥。

2. 缺点 多头领导，不利于组织统一指挥；各职能部门间横向联系差；当环境变化时适应性差。纯粹的此种类型组织较少见。

（三）直线－职能参谋型结构

该结构结合了直线型和职能型组织结构的特点，是指在组织内部，既设置纵向的直线指挥系统，又设置横向的职能管理系统，以直线指挥系统为主体建立的两维的管理组织（图4-4）。

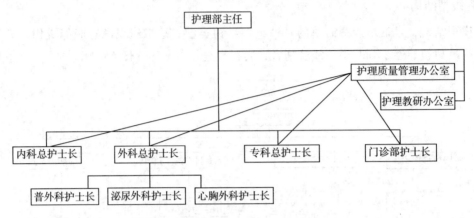

图4-4 直线－职能参谋型组织结构图

1. 优点 既保证组织的统一指挥，又加强了专业化管理。

2. 缺点 直线人员与参谋人员关系有时难以协调。目前绝大多数组织均采用该组织模式。

（四）矩阵型结构

又称为矩阵制，是一种按组织目标管理与专业分工管理相结合的组织结构。有纵、横两套管理系统：一套是纵向的职能领导系统；另一套是为完成某一任务而组成的横向项目系统。也就是既有按职能划分的垂直领导系统，又有按项目划分的横向领导系统（图4-5）。

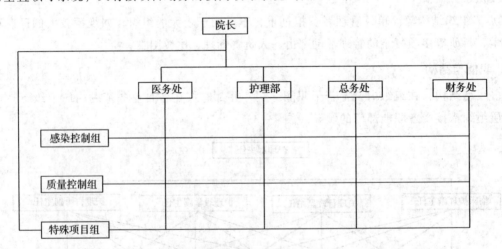

图4-5 矩阵型组织结构图

1. 优点 灵活性强，加强了横向联系，专业设备和人员得到了充分利用，具有较大的机动性和适应性；促进各种专业人员互相帮助，互相激发，相得益彰。

2. 缺点 成员位置不固定，有临时观念，有时责任心不够强；人员受双重领导，有时不易分清责任。矩阵制适合于需要对环境变化做出迅速反应的单位。如医院在一定时期内的中心工作，如创等级医院、建专科中心、抗洪救灾、技术革新等，都要求多个职能部门通力协作才能完成，这时就需要设立临时性和常设性的机构，这些机构的人员一般从职能科室或业务科室人员中抽调，由此形成矩阵型组织结构。

（五）其他

1. 团队　由来自同一等级不同工作领域成员为完成某项任务而组成。

2. 委员会　由来自不同部门的专业人员和相关人员组成，是研究各种管理问题的一种组织结构，与其他组织结构相结合从而发挥功能，主要起咨询、合作、协调作用。如医院感染控制委员会。

第三节　组织设计

PPT

为保证组织的高效率运行，首先要设计合理的组织结构，组织设计是管理的有效手段之一。虽然高明的管理人员能使任何一个组织发挥作用，但合理的组织设计必然会提高管理人员成功的机会。

一、组织设计的含义

组织设计，是指管理者将组织内各要素进行合理组合，建立和实施一种特定组织结构，以提高组织的管理效率，取得良好的社会效益和经济效益的过程。简而言之，组织设计就是设计组织结构，并使之运转的过程。通过组织设计，主要解决管理层次的划分、部门的划分、职权的划分3个问题。

二、组织设计的原则

组织结构是否科学、合理，组织设计发挥着举足轻重的作用。为了实现组织目标，更有效配置组织各种资源、实施控制，组织设计必须遵循以下基本原则。

（一）任务与目标一致原则

任何一个组织都有其特定的目标与任务，各部门的目标与组织的总目标应保持一致，各部门的分目标必须服从组织的总目标。只有目标一致，才能同心协力地完成工作或任务。

（二）分工协作原则

1. 分工　是反映将整体功能划分为若干类别的功能单位，分别由相应的人专门从事一项或几项功能，使组织成员个人的专项技能得以强化和组织整体绩效得以提高。

2. 协作　是指明确部门之间以及部门内部的关系与配合方法，实现 1+1>2 的效果。

没有分工就谈不上协作，没有协作，分工就失去意义。只有坚持分工与协作的结合，才能提高专业化程度和管理效率。

（三）最少层次原则

管理层次，是指组织内部从最高一级管理组织到最低一级管理组织的等级数量。最少层次的原则，是指在保证组织合理有效运转的前提下，应尽量减少管理层次，建立一条最短的指挥链。一般说来，组织越大，层次越多，但从最高领导层到基层以 2~4 个层次（级）为宜。如 300 张病床以上的医院实行的是护理部→科护士长→护士长三级管理体制。300 张病床以下的医院实行的是总护士长→护士长二级管理体制。

（四）有效管理幅度原则

管理幅度又称管理宽度，是指一个管理人员直接有效地监督、指挥、管辖其下属的人数。根据工作性质、难易程度、类型、特点，下属人员的素质、技术水平、经验，管理者的能力、是否愿意授权等而异。如对于一个法规、程序健全的组织，管理幅度就可大些；被管理的人员素质高、责任心强，能独立胜任工作且忠于组织,管理幅度可大些;管理者个人能力强、能够迅速地把握问题的关键,其管理的幅度可大些;管理者水平高,管理手段先进,则管理幅度可大些;管理者工作性质越复杂、涉及面越广、越不规范,对管理者的时间、精力的占用就越多,其管理的幅度应小些。一般而言,管理幅度、管理层次、组织规模存在着相互制约的关系:管理层次 + 管理幅度 = 组织规模。层次多,幅度小的组织称为高耸式组织结构;层次少,幅度大的组织称为扁平式组织结构。随着现代通信设备的应用,使得管理宽度变宽和管理层级变少,组织也日益由高耸式趋向扁平化。管理学学者经过调查研究发现,在组织机构中,高层管理幅度适宜 4~8 人,基层管理幅度适宜 8~15 人。

❓ 想一想

高耸式组织结构和扁平化组织结构各有哪些优缺点?

答案解析

(五)权责一致原则

职责对应岗位应承担的责任,职权是管理职位所具有的发布指令并保证指令得到执行的一种强势权力。职权是职责的基础,职责是职权的约束,职责与权限必须协调一致。有权无责,权力滥用;有责无权,不能真正履行相应的责任。职权、职责、利益需对称统一。

(六)统一指挥与分权管理相结合原则

亨利·法约尔认为,每个下属只能接受及服从一位上级主管的指挥,这样指示才能更好地贯彻执行。"多头指挥""政出多门"往往使下属无所适从,也会使组织陷入混乱和低效率,统一指挥是组织有序性和效率性的要求。对于保证组织目标的实现和组织绩效的提高具有关键的作用。

1. 集权 是把权力相对集中在高层管理者手中,使其最大限度地发挥组织的权威。集权能够强化领导作用,有利于协调组织的各项活动。

2. 分权 是把权力分配给每个管理层和管理者,使他们在自己的岗位上对管理范围内的事情做出决策。分权能够调动基层管理者的积极性,发挥下属的才干,创造协作的工作环境。

(七)稳定性与适应性相结合原则

组织的内部结构要相对稳定,才能保证日常组织工作的正常运转。另外,建立起来的组织结构不能是一成不变的,必须随着组织内外环境条件的变化做出适当的调整,才能更好地生存和发展。一个成功的、富有生命力的组织,应该是既能维持自身稳定,又能很快适应环境变化的、富有弹性的组织。

✍ 练一练4

小李是刚刚毕业于某大学的护理学硕士,刚刚成为急诊科护士长,但她从不过问科室的各项工作,只是专心做科研、学习,这违背了医院护理管理的( )

A. 权责一致原则
B. 有效管理幅度原则
C. 最少层次原则
D. 分工协作原则
E. 统一指挥与分权管理相结合原则

答案解析

三、组织设计的步骤

组织结构设计是一个动态的、复杂的工作过程。组织结构设计一般有两种情形:①对新组建的组织进行组织结构的设计；②对原有组织结构进行局部调整和完善。虽然情况不同，设计内容各有偏重，但组织结构设计的基本程序是一致的，具体如下。

1. 职务的设计 是在组织目标逐步分解的基础上，设计和确定组织内从事具体管理工作所需的职务类别和数量。如组织管理层次是多些还是少些，是实行集权管理还是分权管理等。

2. 职能分析和设计 进行管理业务的总体设计，根据组织目标设置管理职能层次，并层层分解为具体业务与工作等。

3. 组织结构框架的设计 设计各个管理层次、部门、岗位及其责任和权力。

4. 联系方式的设计 设计纵向管理层次之间、横向管理部门之间的信息交流、控制和协调方式等。

5. 管理规范的设计 主要设计各项管理业务的工作程序、管理工作标准和管理工作方法、管理人员的行为规范等。

6. 各类运行制度的设计 设计各部门中的人员配备制度、激励制度、考评制度和培训制度等。

7. 反馈和修正 将组织运行过程中出现的新问题、新情况等信息反馈回去，定期或不定期地对原有的组织结构进行必要的修正，使其不断完善。

第四节 组织变革

PPT

随着各行各业高新技术的迅猛发展，世界经济一体化和全球化进程的不断深入，我国的组织正处于全面深化改革、日益发展、竞争激励的开放环境之中，要想使组织获得长久的发展，组织变革对组织生存和发展都具有重大影响和意义。

一、组织变革的含义

组织变革，是指组织为实现自身的目标，根据外部环境和内部因素的变化，适时地改变组织的内在结构、行为和技术等，促成某种新的平衡状态的形成，从而适应客观发展的需要而进行的组织活动过程。也可概括为组织为适应其内外部因素的变化要求，进行自我修正、改变和创新的过程。

达尔文认为，生物界中得以幸存的既不是那些最强壮的物种，也不是最聪明的物种，而是最适应变化的物种。组织变革能提高组织适应环境的能力，使员工更具环境适应性，更能提高组织的工作绩效，还能为社会承担更多的责任。这种变革不仅是指技术、体制等方面的改革，而且包括组织成员思想和心理上的变革。变革可以分为适应型变革、创新型变革和激进型变革 3 类。

二、组织变革的原因

组织的变革受多种因素的驱动，大致归为 2 类：①组织外部环境的变化；②组织内部因素的改变。

(一) 变革的内因

组织变革的内因即组织内部环境，主要是指成员的工作态度、士气、期望、个人的价值观念、人员素质的变化等。内部环境因素的变化往往影响组织的变革。如病房内护理人员学习现代护理的新概念，引起观念的改变，而提出对患者护理方式和工作内容的变革要求。推动组织变革的内部环境因素主要如下。

1. 组织机构适时调整的要求 组织机构的设置必须与组织的阶段性战略目标相一致，组织一旦需要根据环境的变化调整机构，新的组织职能必须得以充分的体现。

2. 保障信息畅通的要求 随着外部不确定性因素的增多，组织决策对信息的依赖性增强，为了提高决策的效率，必须通过变革，保障信息沟通渠道的畅通。

3. 克服组织低效率的要求 组织长期一贯运行可能会出现低效率现象，其原因既可能是因为机构重叠、权责不明，也可能是因为人浮于事、目标分歧。组织只有及时变革才能进步，从而制止组织效率的下降。

4. 快速决策的要求 决策的形成如果过于缓慢，组织常常会因决策的滞后或执行中的偏差而错失良机。为了提高决策效率，组织必须通过变革对决策过程中的各个环节进行梳理，以保证决策信息的真实、完整和迅速。

5. 提高组织整体管理水平的要求 组织整体管理水平是竞争力的重要体现。组织在成长的每一个阶段都会出现新的发展矛盾，为了达到新的战略目标，组织必须在人员的素质、技术水平、价值观念、人际关系等各个方面都做出进一步的改善和提高。

（二）变革的外因

变革的外因主要是指来自外部环境因素，包括政治、经济、技术、社会、心理和观念等因素。外部的力量能使组织内成员产生紧迫感，从而被迫变革。如国家改革城镇职工医疗保险制度，各医院需要改变经营管理策略。推动组织变革的外部环境因素主要如下。

1. 整个宏观社会经济环境的变化 诸如政治、经济政策的调整，经济体制的改变，以及市场需求的变化等，都会引起组织内部深层次的调整和变革。

2. 科技进步的影响 在当今这个知识经济社会，科技的发展日新月异，新产品、新工艺、新技术、新方法层出不穷，对组织的固有运行机制构成了强有力的挑战。

3. 资源变化的影响 组织发展所依赖的环境资源对组织具有重要的支持作用，如原材料的过度依赖，同时要及时根据资源的变化顺势变革组织。

4. 竞争观念的改变 全球化的市场竞争将会越来越激烈，竞争的方式也将会多种多样，组织要想适应未来竞争的要求，就必须在竞争观念上顺势调整，争得主动，才能在竞争中立于不败之地。

三、组织变革的征兆

不变革、不创新的组织是没有生命力的，必将消亡，但是盲目变革同样会使组织消亡，甚至使组织消亡得更快。西方学者西斯克认为，如果一个组织内部出现下列情况中的一种，那就是变革的征兆。

（1）组织决策的形成过于缓慢，失去组织发展的良好时机。

（2）组织中沟通不良，导致出现难以协调的人事纠纷。

（3）组织的机能不能得到正常的发挥，人员素质不足以配合组织形式发生变迁。

（4）组织缺少创新，没有新的或较好的方法出现，组织处于停滞状态。

（5）规模扩展或功能变化，需要增加新的职能。

四、组织变革的内容

1. 结构变革 改变组织结构的复杂性、规范化及集权化程度，如几个部门合并且职责融合，对某个纵向层次进行精简、拓宽管理宽度，使组织扁平化，减少官僚机构特征。

2. 技术变革 无论是管理技术，还是医疗护理技术，都在发生日新月异的变化。新的设备、工具和方法、自动化与计算机化等，均会带来组织的技术变革。

3. 物理环境变革 组织的物理环境，如空间结构、内部设计、设备布局等会影响组织运行的效果。如装修医院应充分考虑采光、颜色搭配、冷暖程度、场地清洁、家具设施摆放等，是否便于保证人员流动、物流、信息流的通畅等，都属于组织环境变革。

4. 人员变革 组织成员应在观念、态度和行为上达成一致，成员之间应相互合作，否则就需要进行人员变革，调整角色设定、分工和授权等，这样才能体现人尽其才，才职相称，提高组织效率。

5. 组织文化变革　是对影响组织成员价值观、工作态度和行为的组织宗旨、规范、规章制度等进行调整，营造组织成员乐于奉献、积极应对挑战、主动参与决策、民主管理的氛围，提高组织成员的工作士气。

五、组织变革的动力和阻力

（一）组织变革的动力

组织的变革受多种因素的驱动，大致可以归纳为 2 类：①组织外部环境的变化；②组织内部因素的改变。

1. 外部变革推动力　包含政治、经济、文化、技术、市场等方面的各种因素和压力，其中与变革动力密切相关的有以下几方面。

（1）社会政治因素　全国的经济政策、国家发展战略和创新思路等社会政治因素对于各类组织形成强大的变革推动力。如 2010 年卫生部决定在全国范围内开展"优质护理服务示范工程"活动，仅 1 年时间，在全国范围内就创建了 100 所"优质护理服务示范医院"、300 个"优质护理服务示范病房"，达到了"患者满意、社会满意、政府满意"的目标。目前，优质护理服务在深化医药卫生体制改革政策的推动下进一步推广完善。

（2）技术发展因素　"互联网＋"是知识社会创新催生的经济社会发展新形态，为护理管理的改革、创新、发展提供了广阔的网络平台，如 2015 年 5 月全国首家基于 TD－LTE 4G 移动通信网络的"4G 移动护理技术"在罗湖人民医院全院各科室应用，为护理信息化建设探索了一条新路。移动护理的使用大幅度减少了护士往返病房与护士站的时间，在患者床旁就可完成护理的相关记录工作，增加了与患者接触的时间。计算机数控和网络信息技术的发展对组织的结构、体制、群体管理和社会心理系统等提出了变革的要求，驱使护理管理者重新思考组织的构架和护士的胜任力要求。

（3）市场竞争因素　虽然国家把握着医疗护理机构的控制权，非营利性机构也是护理服务市场的主导，但随着医疗体制改革的深化，促使特需门诊、特种病房、民办医院、个体诊所、康复养老机构等营利性医疗服务机构参与市场竞争；基本医保全国联网和异地就医结算工作的推进，使护理服务市场需求呈现多样性和复杂性，这就要求护理管理者根据对医疗护理服务市场的现状、战略竞争特点的分析，制订变革战略。

2. 内部变革推动力　包括组织结构、人力资源管理和经营决策等方面的因素。

（1）组织结构因素　包括组织结构、人力、整个组织管理程序优化和工作流程再造。

（2）人员与管理因素　由于劳动人事制度改革的不断深入，各级护理管理者和护士的来源、技能背景构成更为多样化，为了保证组织战略的实现，需要对组织的任务做出有效的预测、计划和协调，对组织成员进行多层次的培训。

（3）团队工作模式　组织成员的士气、动机、态度、行为等的改变，对于整个组织有着重要的影响。

（二）组织变革的阻力

1. 阻力来源　作为战略发展的重要途径，总是伴随着不确定性和风险，并且会遇到各种阻力。常见的组织变革阻力可以分为 3 类。

（1）组织阻力　在组织变革中，组织惰性是形成变革阻力的主要因素，是指组织在面临变革形势时比较刻板，缺乏灵活性，难以适应环境的要求或内部的变革需求。造成组织惰性的因素很多，例如组织内部体制不顺，决策程序不良，职能焦点狭窄，层次、幅度结构和组织文化陈旧等，都会使组织产生惰性。此外，组织文化和奖励制度等组织因素以及变革的时机也会影响组织变革的进程。

（2）群体因素　主要有群体规范和群体内聚力等。群体规范具有层次性，边缘规范比较容易改变，而核心规范由于包含着群体的认同，难以变化。同样，内聚力很高的群体也往往不容易接受组织变革。

（3）个体因素　变革中个体阻力来源于人类的基本特征，如知觉、个性和需要，个体抵制变革的因素有习惯、安全、经济因素、对未知的恐惧和选择性信息加工5个方面。还有某些领导者因为害怕失去既得利益和手中的权力而对变革持消极态度，甚至阻挠变革。

2. 消除策略　为了保证组织变革的顺利进行，管理者应分析阻力的来源和所处阶段，制订出一些应对变革阻力的策略。

（1）改革前　加强沟通宣传，认同变革理念。在改革前加强与成员沟通，让员工了解到变革的目的、内容、过程、方式等，激励员工改革的动机；宣传旧体制的弊端和建立新体制的好处，从而愿意接受组织变革及新的工作模式；广泛地听取员工的意见，表明变革的果敢决心，提高变革成功的信心，减少变革的心理障碍；同时施加外部压力使员工感到非改不可的迫切性。

（2）改革中　全员参与，主动推动变革。设置群体共同目标，培养群体规范，创造强烈的群体归属，鼓励员工参与组织变革的决策，让员工把改革的成败看成自己的事，变阻力为动力。

（3）改革后　采取多种激励措施，强化积极行为，转化消极行为，使员工对新的行为规范逐步认识并与之相适应。

六、组织变革的步骤

组织变革应遵循什么样的程序，不同学者曾提出不同观点。美国学者勒温从探讨组织成员的态度出发，提出变革3步模型：解冻、变革、重新冻结；学者克－金的组织变革模型，分为输入、改革的目标因素和输出3部分；管理学家弗里蒙特·E·卡斯特也阐述了组织变革应按照6个步骤进行的观点。

经典组织变革步骤为约翰·科特（John Kotter）在《领导变革》一书中总结出的极具操作性的组织变革8个步骤。

1. 创造一种紧迫感　让人们明白他们现在需要采取行动。突出计划的目标，展示目标如何对团队或组织有益。

2. 组建领导团队　建立强大的权威的领导团队，推进变革。

3. 设计愿景战略　制订战略，并传达给更大的群体。变革常与战略、规划和预算相联系，却不能与它们等同。详细的计划和预算仅仅是变革的必要条件，组织更需要符合实际情况的、能得到认同的、清晰的变革愿景，以激发成员的积极性，让成员明确努力方向，共同指导组织实现其最终目标。

4. 进行大规模沟通　向更广泛的组织传达战略和倡议。目标是沟通计划，并获得共识，使人们认同变革。招募人员帮助把这些变化付诸行动，人多力量大。

5. 清除变革障碍　遇到障碍时很容易失去动力。为实现目标和倡议，任何阻碍进步的障碍都需要消除。

6. 积累短期胜利　重要的是在途中展示小胜利。清晰的进展和频繁的成功将继续激励团队。将成功完成的小举措结合在一起，实现最终目标。

7. 促进变革深入　实现短期的胜利是一回事，但是真正的目标应是朝着组织的长期目标持续不断地前进，使胜利重复出现。

8. 成果融入文化　将变革固化到组织文化中。不断努力确保变革被接受并被视为整个企业的机会。这将使得任何新的战略计划更容易被实现，从而创建一个更敏捷的组织。

第五节　组织文化

PPT

组织具有各种构成要素，需要有机地整合起来，除了需要正式组织、非正式组织、规章制度等这些"硬性"因素外，还需要一种"软性"的融合力量，它就是被称为"管理之魂"的组织文化。不同的组织有不同的习惯、生活方式、行为模式、行为规范，有占主导地位的价值观，反映组织的特征和气氛，因此构成了不同的组织文化。组织文化客观存在并融合于组织管理实践中，成功的组织有着优秀的组织文化，失败的组织往往有着不良的组织文化，组织文化建设是现代组织管理的重要内容。

一、组织文化的含义

组织文化是组织在长期的运营过程中所形成的，并为组织成员普遍认可和遵循的，具有本组织特色的价值观、群体意识、工作作风和行为准则的总和。组织文化以思想观念的形式指导和约束成员的行为，对组织的构成形式和组织运行有着潜移默化的影响，属于管理的软件范围。组织文化的含义包括3个方面：①物质文化，存在于物质产品中，如医院护理人员的工作环境、护理人员的技术水平等，反映了人与自然的关系；②制度文化，存在于各种制度中，反映人与人的关系；③精神文化，存在于人自身的思想、观念、行为、生活习惯中，反映了人与其自身角色的关系。

二、组织文化的功能

组织文化是无形资产，是柔性管理的文化形态，它从根本关系上改变人性的被动性，恢复人性价值和意义，从而实现某种特定的管理意境，以适应人性。实现团体目标和个人目标统一、约束与自由统一、管理与被管理统一、物质鼓励和精神鼓励统一、工作和生活统一。组织文化对组织成员通过软性制约和内化激励具有许多独特的功能，其中最突出的功能有以下几点。

1. 导向作用　组织文化作为团体共同价值观，对组织起调控作用，能规范成员的日常生活方式与群体目标一致。通过口号、语言、规则、制度、群体规范或行为准则等方式创造一种"文化优势"，从而使组织形成共同的价值观，并不断地向个人价值观渗透和内化，把每个员工的价值观和行为引向组织目标。

2. 约束作用　组织文化是一种无形的思想上的约束力量，通过组织的共同价值观不断地向个人价值观渗透和内化，促进成员的自我管理和自我控制。以"看不见的手"操控组织的管理行为和实务行为。对每个组织员工的思想、心理和行为具有约束和规范的作用。

3. 凝聚作用　组织文化通过培育组织成员的认同感和归属感，建立起成员与组织之间的相互信任和依存关系，使个人行为、思想、感情、信念、习惯以及沟通方式与整个组织有机地整合在一起，形成比较稳固的文化氛围，对成员有内聚作用，保证组织的稳定性。组织文化的凝聚作用，构成了组织生存发展的内在动力。

4. 激励作用　组织文化能使组织成员从内心产生一种高昂情绪和发奋进取精神的效应，它能够大限度地激发员工的积极性和首创精神。组织文化作为精神目标和支柱，强调以人为中心的管理方法，对人通过内在引导的方式激发工作的热情、团结进取、拼搏奋进的献身精神。

5. 辐射作用　组织文化作为社会文化大系统的子系统，对城市或地区这个宏观社会群体具有辐射功能，通过营造良好的组织文化，可以在社会大系统中塑造良好的组织形象，提高组织的知名度和声誉，得到全社会的尊重与支持。

三、组织文化的结构

从现代系统的观点看，组织文化的结构有 3 个层次：表层文化、中介文化、深层文化。

1. 表层文化 即组织中的物质文化，是组织文化中最表层的部分，也是组织文化的外在表现和载体，人们可以直接感知和直观把握的。如组织的工作场所、办公设备、建筑设计、布局造型、社区环境以及生活环境等。

2. 中介文化 是组织及其成员一切行为方式所表现出来的精神状态和思想意识，是组织文化的中间层次，由组织制度文化、管理文化和生活文化组成。制度文化表现为组织的规章制度、组织机构以及在运行过程中的交往方式、行为准则等；管理文化表现为组织的管理机制、管理手段、管理风格与特色等；生活文化表现为组织成员的娱乐活动及成员的各种教育培训等。物质层和制度层文化并非指组织的建筑设施、规章制度、管理机制等本身，而是从其中所折射出来的精神、价值观念和思想意识。

3. 深层文化 即精神层文化，精神文化是指组织员工长期形成并共同接受的思想意识活动，包括组织精神、组织哲学、价值观念、道德规范、管理思维方式等。精神层文化是组织文化的源泉，为最深层次文化，是组织文化的核心部分，是一种观念文化。

👁 看一看

冰山模型

冰山模型简称"冰山理论"，它把组织文化素质形象地描述成一座冰山，水面之上裸露出的是我们能看见的冰山，称为显性文化硬性的管理技能，即组织的各项规章制度、科学严格的等级管理机制体系；水面之下的部分称为隐性文化，很难被直观看到，即组织文化，也可称为软性文化，比如对员工的关心、信任和重视，对顾客的依赖和责任等。正如冰山上面部分对外界的威胁是很小的，而最具影响力和最大威胁的是海水下面部分的冰山，在推动组织发展中占据很大作用。组织文化已经成为组织发展的最强劲动力和组织核心竞争的决定性因素。因此，冰山之下的隐性文化对组织核心竞争力提升起着非常关键的作用。

四、组织文化的形式

1. 言谈举止 高层管理人员通过言谈举止和各种教育活动将行为准则和组织期望渗透到群体中。

2. 文字、符号 书面材料、标语、口号、守则等都是组织文化的表现形式。

3. 实物形象 实物和艺术构思的内容也可用来反映组织文化，如南丁格尔塑像、医院标志、标牌、护士服饰等，都反映了护理组织文化。

4. 视听设备 利用现代化视听设备表现和宣传组织文化的途径和形式较多，如网络、广播、电视、广告、多媒体等。

5. 其他形式 如文艺演出、会议、知识竞赛、表彰先进等活动，都是宣传组织文化的手段。

五、组织文化的创建过程

1. 分析、诊断 首先应全面收集资料，对现有的组织文化充分地调查和分析，并进行自我诊断。正确剖析本组织文化的特点，找出能形成优势的主流文化，发扬对组织目标的实现造成正面影响的部分，抑制对实现目标不利的部分。

2. 条理化 在分析诊断的基础上，进一步归纳总结，把有优势的文化内容加以完善和条理化，用富于哲理的语言表达出来，形成制度、规范、准则。

3. 自我设计 在现有的组织文化基础上，根据组织的特点，发动组织全体成员参与组织文化的设计，通过各种设计方案的归纳、比较、融合、提炼，集组织成员的信念、意识和行为准则于一体，设计具有自身特色的文化。

4. 倡导、强化 通过各种途径大力提倡新文化，使之约定俗成，为广大成员接受和认可。

5. 实践、提高 组织文化的价值在于指导成员的思想和行动。用新的价值观指导实践，进一步将感性认识上升为理性认识，从实践上升到理论，把少数人的看法变成全员观念，不断提高组织文化的层次。

6. 适时发展 组织环境不断变化，在组织发展的不同阶段，组织文化内容和风格都不尽相同。应根据形势的发展和需要，在不断更新中再塑造和优化。

六、组织文化建设在护理管理中的应用

医疗资源有 3 类：①以金钱为基础的医疗物质资源；②以人才为基础的医疗技术资源；③以思想、文化为基础的医学伦理价值资源。这 3 类医疗资源经过有效配置和市场运作，都可以转化为医疗资本。竞争的医疗市场要求管理者不但要重视有形医疗资产，如资金、设备、技术、人才等，而且应重视无形医疗资产，如医院品牌、医院形象、名医效应等。护理组织文化是医疗资源的重要组成部分，根据护理专业的特点，营造良好的护理组织文化是护理管理者的重要任务之一。医院护理组织系统的凝聚力、指挥力、执行力等与护理组织文化建设密切相关。

（一）护理组织文化的含义

护理组织文化是在一定的社会文化基础上形成的，具有护理专业自身特征的一种群体文化，是被全体护理人员接受的价值观念和行为准则，也是护理人员在实践中创造出来的物质成果和精神成果的集中表现。护理组织文化是在护理活动过程中形成的特定的文化观念和历史传统，以共同的价值标准、道德标准和文化信念为核心，最大限度地调动护理人员的积极性和潜在能力，将护理组织内各种力量聚集于共同的宗旨和哲理之下，齐心协力地实现护理组织的目标。

（二）护理组织文化的内容

1. 护理组织目标 不仅是一定时期内所预期达到的质量和数量指标，而且是护理服务的最佳效益和护理组织文化的期望结果，决定组织应建立护理组织文化内涵和形式。

2. 护理组织环境 包括内环境和外环境。内环境是指护理人员的工作环境和人际关系。外环境是指医院所处社会中的经济、文化传统、政治等方面的环境，这是影响护理组织文化的重要因素之一。

3. 护理组织制度 是医院文化建设硬件部分，是在护理实践活动中所形成的对护理人员的行为有强制性并能保障一定权利的各种规定，是保证护理工作正常运行的基础，也是护理组织的道德观、价值观、科学管理的体现。各种护理制度不论由谁制定，其中必定存在着相应的制度文化。

4. 护理组织精神 是指护理人员对本院护理发展方向、命运、未来趋势所抱有的理想和希望，也是对护理组织前途的一种寄托。它是护理组织文化的核心，是管理者倡导、全体护理人员认同的，它集中反映护理人员的思想活动、心理状态和职业精神。如救死扶伤、爱岗敬业、乐于奉献、团结互助、创新求实、科学严谨的精神等。

5. 护理组织形象 是社会公众和内部护理人员对护理组织的整体印象和总体评价，是护理服务质量、人员素质、技术水平、公共关系等在社会上和患者心目中的总体形象。在护理工作中，应坚持质量、患者、利益、社会信誉并重的原则。成功的护理组织形象，有利于提高护理组织的知名度，增强护理组织的凝聚力和竞争力，给护理人员以自豪感和自信心。

❤ 护爱生命 ——————————————————————————————

中华护理学会（CNA）成立于1909年，是我国自然科学团体中成立最早的学术组织之一，是依法登记成立的全国性、学术性、非营利性社会团体，是党和政府联系护理科技工作者的桥梁和纽带，是凝聚中国400余万护士的唯一全国性护理学会。其宗旨是团结广大护理工作者，为繁荣和发展中国护理科学事业，促进护理科学技术的普及、推广和进步，为保护人民健康服务。中华护理学会会徽为圆形，在以蓝为底色的心形图案上绘一护士头像，头像右侧为一燃烧的蜡烛，象征护士工作像蜡烛一样燃烧自己、照亮他人的奉献精神。在心形图案上方为"中华护理学会"字样，左下方为中华护理学会英文简写"CNA"，右下方为"1909"，寓意中华护理学会于1909年成立。使命：凝仁爱之心、聚守护之力，促人类健康。愿景：致力于成为护理事业发展的推动者，护理工作者的代言者，人类健康的守护者。价值观：仁爱慎独、敬业奉献、创新进取。

——

PPT

第六节　我国护理组织系统

我国护理组织系统由各级卫生行政部门、医疗机构的护理组织和中华护理学会等学术团体共同组成。

一、各级卫生组织的护理管理结构

国家卫生健康委员会医政医管局护理与康复处是我国护理行政管理的最高机构。职责是为全国城乡医疗机构制定和组织实施有关护理工作的政策、法规、人员编制、规划、管理条例、工作制度、职责和技术质量标准等；配合教育人事部门对护理教育、人事等进行管理；各省、自治区、直辖市卫生健康委员会均有分管护理工作的机构和部门，一般每个省、地（市）卫生健康委员会都在医政处（科）配备专职护理管理人员，部分县卫生健康委员会也配有专职护理管理人员。其主要职责和任务如下：根据所管辖范围的实际情况及护理工作的具体方针、政策、法规和护理技术标准，制订工作计划和发展规划；组织护理专业技术管理委员会，开展护理技术指导和质量控制；定期检查各项护理规定执行情况和质量达标情况；与护理学会相互配合，组织工作经验及学术交流等。

二、医院护理组织系统

（一）医院护理管理组织设置

1. 医院护理管理组织架构　根据原卫生部发布的《关于加强护理工作领导理顺管理体制的意见》规定，要求县及县以上医院要设立护理部，实行院长领导下的护理部主任负责制。根据医院的功能与任务，建立独立完善的护理管理体系。

2. 我国医院护理组织管理层级　目前我国医院依据其功能与任务，建立了独立完善的护理管理体系，护理管理层级根据不同等级医院，其层级也不同。

（1）三级医院实行院长领导下，实施护理副院长→护理部主任→科护士长→护士长的垂直管理，护理部主任、科护士长、护士长的三级负责制。

（2）床位在300张以上的医院可设护理部，可在医疗副院长领导下实行护理部主任→科护士长→护士长的半垂直管理，三级负责制。二级医院可实行三级负责制或护理部主任（总护士长）→护士长的二级负责制。

（3）床位不满300张的医院，不设护理部主任，只设总护士长→护士长的二级负责制。

（4）100 张以上或 3 个护理单元以上的大科室，以及任务繁重的手术室、急诊科、门诊科设科护士长 1 名。

病房护理管理实行护士长负责制，病房护士长在科护士长领导下与病房主治医师配合做好病室管理工作。

除此以外，有些医院在主管院长的领导下，设立护理部主任→科护士长→护士长，但科护士长纳入护理部合署办公。在相应医院中，护理部主任或护士长由院长聘任，同时由于护理工作的多样性，可设相应的护理部副主任协助管理，副主任由主任提名，院长聘任。

（二）护理部地位及其管理职能

1. 护理部的地位　护理部是医院的职能部门，在院长或主管护理的副院长领导下，负责组织实施与管理全院的护理工作，是全院护理工作的指挥中心。护理部在医院管理和完成医疗、教学、科研、预防保健任务中具有重要作用。良好的护理管理是做好整个医院工作的重要环节。护理部通过制订与医院工作目标相符合的护理工作计划，建立各种护理制度、操作规程、各项护理质量标准，负责临床实习计划的组织实施及检查考核，发展护理新业务、新技术，使护理管理达到科学化、制度化、标准化、规范化、程序化的要求。

2. 护理部的职能

（1）在分管院长或护理副院长的领导下，组织和管理护理部，负责全院的护理业务和行政管理，参加医院的学术委员会、医疗事故技术鉴定委员会、医院感染管理委员会等组织活动。

（2）负责制订护理工作的长远规划，根据医院中心任务安排具体计划并组织落实。

（3）负责制定和修改全院护理规章制度、护理常规、护理技术操作规程及护理质量标准等，并组织实施、检查与评价。

（4）加强对护士长的培养与领导，提高其业务水平和管理能力。

（5）组织各层次的临床护理教育、护理科研和技术革新，并结合临床总结经验，开展学术交流。

（6）建立和健全护理组织系统，协调与医疗、医技、行政、后勤管理等职能部门关系，合理配备人员，与人事部门合作做好护理人员的调动、任免、晋升、奖惩工作。实施护理人员教育与业务技术训练，提高护理管理人员和护士的素质。

（7）定期检查、评价护理质量，防止差错、事故的发生。

（8）组织领导护理专业学生及进修人员的临床教学，认真完成教学与实习计划。

（三）护士长管理

护士长应为护理大专以上学历，具备护师以上/主管护师技术职称，经过护理管理岗位培训，并考核合格者。护士长需掌握护理学理论和相关学科知识；熟练掌握基础护理及本专科护理技术操作；保持与本专科护理发展的相应水平；了解与本专业护理有关的国内先进发展趋势及新技术、信息；能处理本专科内复杂疑难护理问题；初步掌握现代护理管理学知识。护士长应在本病区有一定的组织协调能力，思维敏锐，有分析问题、解决问题的能力；有开展护理课题研究的能力；具有较好的语言、文字表达能力和带教能力；应具有高尚的职业道德，为人正直，待人诚恳豁达，有一定的进取心和事业心；身心健康。护士长的岗位职责如下。

（1）在护理部主任的领导下，在科主任的业务指导下，负责病房护理工作的行政管理和业务技术管理。

（2）负责组织制订病房护理工作计划，组织实施，督促检查，及时总结经验，不断提高护理质量。

（3）教育护理人员树立现代护理观，为患者提供生理、心理、社会、文化全方位的护理服务。

（4）负责对本病房护理工作质量管理。

（5）参与并指导各项护理工作，对复杂的护理技术操作和危重、大手术及抢救患者的护理，应亲自参加并进行现场指导。

（6）监督护理人员严格执行各项规章制度和技术操作规程，严防差错事故，定期组织差错事故分析讨论。

（7）随同科室主任查房，参加科内会诊及大手术或新开展的手术、疑难病例、死亡病例的讨论。

（8）组织本病区护理查房和护理会诊。

（9）根据患者的需要，科学合理地安排本科室护理人员的分工和排班。

（10）有计划对本科护士进行培训及考核，不断提高护士业务水平及工作能力。

（11）负责管理和检查实习生、进修人员的管理工作，并指定有经验、有教学能力的护师以上人员担任临床带教工作。

（12）开展新技术、新业务及护理科研工作。

（13）定期召开患者座谈会、征求患者意见，对存在问题有改进措施。

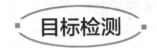

答案解析

1. 下列不属于正式组织特点的是（　　）

　　A. 有共同的目标

　　B. 有明确的信息沟通系统

　　C. 成员间有自己的默契，有较强的内聚力和行为一致性

　　D. 有协作的意愿

　　E. 分工专业化，但强调协调配合

2. 以下关于组织的说法，不准确的是（　　）

　　A. 组织有分工合作　　　　　　　　　　　　B. 组织有不同层次的权力和责任制度

　　C. 组织必须有既定的目标　　　　　　　　　D. 任意一个群体都可称为一个组织

　　E. 组织是实现组织目标的工具

3. 组织规模一定时，组织层次和管理幅度成（　　）关系

　　A. 正比　　　　　　B. 指数　　　　　　C. 反比　　　　　　D. 相关　　　　　　E. 以上都不对

4. 组织文化的核心是（　　）

　　A. 以人为本　　　　　　　　　　B. 组织的价值观　　　　　　　　　　C. 软性管理

　　D. 增强群体凝聚力　　　　　　　E. 导向作用

5. 某研究所中存在许多不同的非正式群体，并因为需求不同而发生冲突，以致影响组织的发展。作为该研究所所长，应该采取的措施是（　　）

　　A. 尽力满足各个非正式群体的不同需求　　　　　B. 协调各个非正式群体的分歧

　　C. 禁止非正式群体的活动　　　　　　　　　　　D. 引导非正式群体的活动

　　E. 鼓励非正式群体的活动

6. 下列不属于非正式组织特点的是（　　）

　　A. 由成员间共同的理想和兴趣互相吸引而自发形成

　　B. 具有一定的行为规范控制成员活动，有不成文的奖惩方法

　　C. 组织的领袖不一定有较高的地位和权力，但一定具有较强的实际影响力

　　D. 不强调工作人员的独特性，组织成员的工作及职位可以相互替换

E. 组织内不一定有明确的规章制度

7. 下列属于直线型组织结构优点的是 （　　）

　　A. 高专业化管理　　　　　　　　　B. 分工清楚　　　　　　　　　C. 稳定性高

　　D. 积极参谋　　　　　　　　　　　E. 命令统一

8. 医院属于 （　　）

　　A. 卫生行政组织　　　　　　　　　B. 卫生事业组织　　　　　　　C. 医疗保健组织

　　D. 医学教育组织　　　　　　　　　E. 群众卫生组织

9. 根据医院分级管理标准，一级医院应向人口数量少于 （　　） 的社区提供预防、医疗、保健、康复服务

　　A. 10 万　　　　B. 20 万　　　　C. 30 万　　　　D. 40 万　　　　E. 50 万

10. 300 张床位以上的医院护理行政管理体制实行 （　　）

　　A. 护理部主任负责制

　　B. 护理部主任→科护士长→护士长三级负责制

　　C. 护理部主任→护士长二级负责制

　　D. 总护士长→护士长二级负责制

　　E. 总护士长→科护士长→护士长三级负责制

11. 下列不属于医院护理组织的是 （　　）

　　A. 爱牙护理小组　　　　　　　　　B. 药物质量小组　　　　　　　C. 糖尿病护理小组

　　D. 中心静脉置管小组　　　　　　　E. 高血压健康教育小组

12. 企业中管理干部的管理幅度，是指 （　　）

　　A. 直接管理下属数量　　　　　　　　　　　B. 所管理的部门数量

　　C. 所管理的全部下属数量　　　　　　　　　D. B 和 C

　　E. 所管理的层级数量

13. 我国卫生行政组织的最高机构是 （　　）

　　A. 中国医学科学院　　　　　　　　B. 中国疾病预防控制中心　　　C. 世界卫生组织

　　D. 中华护理学会　　　　　　　　　E. 国家卫生健康委员会

14. 我国将医院按分级管理制度分类，目前我国医院最高等级为 （　　）

　　A. 一级甲等　　　　B. 二级甲等　　　　C. 三级特等　　　　D. 三级甲等　　　　E. 三级丙等

15. 小李护士调入呼吸内科不久，感觉该科室的同事们在护士长的领导下，思想积极上进、护理信念明确、工作目标一致，工作中大家相互信任、互相支持，她非常喜欢这个科室的氛围。这种氛围体现了该科室组织文化的 （　　） 作用

　　A. 导向作用　　　　B. 凝聚作用　　　　C. 约束作用　　　　D. 激励作用　　　　E. 辐射作用

16. 对于保证组织目标的实现和组织绩效的提高具有关键性作用的组织设计原则是 （　　）

　　A. 统一指挥与分权管理相结合原则　　　　　B. 分工协作原则

　　C. 最少层次原则　　　　　　　　　　　　　D. 有效管理幅度原则

　　E. 权责一致原则

17. 将组织目标管理与专业分工管理相结合的组织机构类型是 （　　）

　　A. 直线型结构　　　　　　　　　　B. 职能型结构　　　　　　　　C. 委员会

　　D. 直线 – 职能参谋型结构　　　　　E. 矩阵型结构

18. 来自组织方面的阻碍变革的阻力不包括（ ）

    A. 对未知的恐惧   B. 组织体制不顺   C. 决策程序不良

    D. 组织结构陈旧   E. 组织惰性

19. 来自个人方面的阻碍变革的阻力不包括（ ）

    A. 习惯   B. 安全原因   C. 经济因素   D. 对未知的恐惧   E. 群体内聚力高

（吴彦英）

书网融合……

    重点回顾   微课   习题

第五章　护理人力资源管理

学习目标

知识目标：

1. 掌握　人力资源管理、护理人力资源管理、培训、职业规划、绩效管理、360度绩效评价的概念；护理人员岗位设置；护理人员编配方法；护理人员职业生涯规划的基本原则。

2. 熟悉　护理人力资源管理的职能；护理人员绩效管理的作用；护理人员绩效考核及评价方法；护理人员排班原则；护理人员排班方法；职业生涯规划途径及内容；护理人员培训程序。

3. 了解　护理人员培训的目的、内容及形式。

技能目标：

能根据护理人员培训原则和方法制订护士培训计划；依据职业生涯规划的原则制订个人职业规划。

素质目标：

具备科学管理意识；能有效运用人力资源管理方法，激发护士的工作热情，提高工作效率，培养高素质的护理队伍。

📖 导学情景

情境描述：某三甲医院护士小张在临床工作 2 年，工作期间表现良好，与同事们相处融洽，患者及家属都很喜欢她。某日，她突然到护士长办公室提出辞职的想法。护士长大为震惊，不解地问："小张，我们医院的待遇很好，大家又很喜欢你，你干得好好的，为什么说走就走呢？"护士小张说："在医院工作 2 年了，每天重复着一些琐碎的护理工作，觉得自己的前途很渺茫，也不知道自己的发展目标是什么。我想继续读书，重新选择专业。"

情景分析：年轻护士小张在临床工作 2 年，由于每天重复着一些琐碎的护理工作，觉得自己的前途很渺茫，职业发展规划也不明确，于是想辞去护士岗位，重新读书换专业。这提醒管理者要多关心年轻护士，从走上工作岗位那一刻起，就要帮助他们制订职业发展规划，对他们进行专业思想教育，让他们热爱护理工作，指导他们一步一个脚印、沉下心来扎根临床，为今后的发展打下良好的基础。

讨论：1. 如何指导年轻护士制订职业发展规划？

　　　2. 护士长可以采取哪些措施阻止护士小张的辞职？

学前导语：随着社会经济的快速发展，人力资源管理在组织中的作用变得日益重要。一个组织能否健康快速地发展，取决于员工素质的高低，取决于人力资源管理在组织中的重视程度。医院管理者科学、合理的编配及使用护理人员，能激发护士的工作热情，提高工作效率，确保护理质量和安全，推动医院高质量发展。

PPT

第一节 概 述

一、人力资源管理相关概念

1. 资源（resources） 是指组织或社会用来进行价值增值的财富，包括自然资源和社会资源。社会资源包括人力资源、技术资源、信息资源等。

2. 人力资源（human resources） 又称劳动力资源。是指一个组织所拥有的用以制造产品或提供服务的人力，是劳动能力的集合。涵盖知识、技能、经验、品性与态度等身心素质，也包括数量和质量。

3. 人力资源管理（human resources management，HRM） 也称人员管理或人员配备（staffing）。是有效利用人力资源实现组织使命和目标的过程。人力资源管理包括 2 个主要内容：①将合适的人安排在合适的岗位，即人尽其才，人岗匹配；②为了更好地完成工作对其进行培训和指导，提高员工的素质和能力，实现组织使命和目标。

4. 护理人力资源（human resources of nursing） 指在医疗体系中能够提供健康保健、护理服务的护理人员，是取得护士执业证书，依照护士条例规定从事护理活动的护士，以及未取得护士执业资格证书，经过岗位培训考核合格，可协助注册护士承担患者生活护理等职责的护士和护理员。

5. 护理人力资源管理（human resources management of nursing） 是管理部门实现以"患者为中心"的护理服务目标，以某一特定的护理工作模式，保证提供足够合格的护理人员，实现护理人员与护理岗位匹配的管理活动过程。

二、护理人力资源管理的重要性

1. 主观能动性 人力资源是组织中最活跃、最积极的主动性生产要素，在工作中居主导地位的能动性资源。护理人力资源的主观能动性主要体现在：①护士对组织目标的认同感和对护理工作的态度；②护士对自身劳动力的使用度和方法受到个人意志的支配，反映了工作的主观能动性。

2. 再生性 人力资源是一种可再生性资源，通过人口总体内各个个体的不断更新、替换、恢复的过程实现再生。护理人员在特定的时间和职业范围内，不断积累工作经验，通过参加多种形式的培养教育，使其在职业素养和综合能力方面发生不同程度的变化，如对事物的认识、临床思维判断力等，这样不断提高岗位胜任能力，而这种工作能力从量变到质变，体现了人力资源的可塑性、再生性和创造性等。

3. 组合性 管理者针对护士性格、综合素质、个人能力进行科学合理的安排，充分发挥每位护士的潜在能力，提高人力资源的使用价值，达到"1＋1＞2"的效果。

4. 消耗性 每一个生命个体，无论是否创造财富，都需要消耗社会资源。因此，管理者需要处理好人力资源的投入和产出，了解每位护理人员的长处与短处，注重护理人员的有效使用和开发，避免人力资源的闲置，最大限度地降低人力资源的消耗。

5. 流动性 人力资源的流动性体现在人员的流动和人力派生资源的流动。如护理人员跨科室、跨部门、跨单位的流动。

三、护理人力资源管理的职能

护理人力资源管理的基本职能包括护理人力资源规划、选择招聘、培训考核、业绩评价、开发发展、劳动保护，以及制定相关的人事政策等。

1. 护理人力资源规划　是最基本、最主要的职能。主要涵盖2个层面：护理人力资源管理总体规划和护理人力资源管理子系统规划。总体规划包括护理人力总体供需的预测、人力短缺与过剩预测、人力资源规划的评价与调整。子系统规划包括人员的更新、晋升、培养、配备及开发规划等。

2. 选择招聘　是管理者吸引足够数量具备应聘条件的个人，并与具体护理工作岗位相匹配的过程，以保证护理队伍整体素质和质量，确保护理服务质量和安全。

3. 培训考核　管理者有目的、有计划地对护理人员进行培训和考核，可以帮助护士在工作岗位上保持理想的职业态度、知识水平、业务技能和工作能力，促进个人职业的全面发展和自我实现，从而高效率地完成各项护理工作。

4. 业绩评价　是组织和护理管理者对护士岗位胜任能力和工作效率的评价，是组织和管理部门人员对护士的培训、调整、升迁、奖惩、离退、解聘等人事决策的重要依据，是帮助护士做好护理工作，提高个人和科室护理工作整体效率，促进护理质量不断提升和持续改进。

5. 开发发展　管理者为了打造优秀的护理团队，留住优秀的护理人才，必须做好护理人力资源的开发发展。主要包括分析护理人力资源现状，充分利用护理人力资源，按照个人需求采取不同的激励措施，为护士个人提供更多更大的发展空间，充分发挥护士职业的最大潜能，调动护士职业发展的主观能动性，从而打造高素质的护理队伍。

6. 劳动保护　管理者应该为护士提供很好的劳动保护。按照各级护士的岗位、资历、工作能力、工作表现及绩效，建立科学合理的护士薪酬管理制度及管理机制，采取有效措施为护士提供舒适、安全的工作环境，按照国家劳动政策购买"五险一金"，有效地保障护士的养老、就医等福利。

👁 **看一看**

管理的基本特征

管理 = 勤奋 + 智慧 + 知识 + 心理学。

管理就是更有效地利用资源。

管理 = 管人 + 理事。

管理追求的是无为而治，大智若愚。

好的管理者就是要组织离了你照样转！

管理是一种严肃的爱，培训是最好的福利！

要领导好别人，首先要领导好自己。

PPT

第二节　护理人员的编配与使用

护理人员编配与使用是以护理服务目标为目的，依据护理岗位合理分配护士数量，补充适当护理人员，保证护士、护理岗位、护理服务目标合理匹配的过程。护理人员编配是护理人力资源管理的重要过程，是对护理人力资源潜力的有效利用和开发。护理人员编配主要体现在3个方面：①护理人员的数量与护理工作总量匹配；②对护理人员之间知识、技能、性格等进行优化组合；③护士的能力与护理工作难易程度的匹配。

一、护理人员编配的原则

1. 科学编配原则　科学合理的护理人员配置可以有效避免因病情变化和患者数量变化带来的护理

人员过多或人员不足的情况发生，不同岗位的护士数量和能力素质应当满足工作需要，特别是临床护理岗位要结合岗位的工作量、技术难度、专业要求和工作风险等，合理配置，动态调整，以保障护理质量和患者安全。

2. 人员保障原则　医院和管理部门在进行护理人员编配时要以医院服务任务和目标为基础，根据卫生部要求床位与人员比例进行护理人员配置，必须配置足够数量、高素质护理人员，以满足患者需求、医院需求和护士需要等。

3. 优化组合原则　根据不同年龄阶段、不同个性、不同特长对护理人员进行优化组合，充分发挥个人潜能，做到各尽所长，优势互补，使团队的人力资源系统功能最优。

4. 结构合理原则　护理单元整体效率不仅受群体结构的影响，还直接受到个体因素影响。合理的护理人员配置体现在护士群体的结构比例上。护理人员的结构比例从职称结构、年龄结构、专业结构、知识结构、生理结构等方面考虑，让人员结构更科学合理，有效发挥护理人力的整体价值。

5. 经济效能原则　人力资源管理以提高组织效能为目标。管理者在护理人力资源配置过程中，不断探索新的护理人员配置模式，重视护理人员的能级对应及分层次使用，根据护理工作量的变化及时动态调配，从而降低人力成本，提高组织效率和工作效率。

6. 能级对应原则　管理者在人员配置时应充分考虑护士个人思想品德素质、科学文化素质、心理素质、身体素质、工作经验、专业技术水平等因素。依据护士工作年限、工作经历、学历层次、患者的危重程度、业务能力对护士进行综合评估，合理安排适应护士能力的具体岗位，体现能级对应，有效利用护理人力资源，调动护理人员工作积极性。

二、护理人员编配的方法

护理人员编配方法包括比例配置法、工时测量法和患者分类法。

1. 比例配置法　是按照医院的不同规模、床位数和护士数量的比例（床护比）、护士与患者数量的比例（护患比）来确定护理人力配置的方法，是目前医院护理人力资源配置的方法之一。按照推进卫生和健康事业改革发展以及《"健康中国2030"规划》《全国护理事业发展规划（2016—2020年）》、"十三五"护理事业发展主要指标等政策和规定，对医院的护士数量做了基本要求：到2020年，全国三级综合医院，部分三级专科医院（肿瘤、儿童、妇产、心血管病专科医院）全院护士总数与实际开放床位比不低于0.8:1，病区护士总数与实际开放床位比不低于0.6:1；二级综合医院，部分二级专科医院（肿瘤、儿童、妇产、心血管病专科医院）全院护士总数与实际开放床位比不低于0.6:1，病区护士总数与实际开放床位比不低于0.5:1。其他类别、等级的医院应当根据功能任务、服务质量和服务效率等要素，科学配置护士，保障临床护理质量。

举例：某三级甲等医院心内科病房设置病床50张，按照病区护士总数与实际开发床位数0.6:1配置护士，计算方法如下：

护士人数 =0.6×50 =30人（不含机动人数）。

每名护士平均每日工作时间为8小时（480分钟）。机动数一般按17%~25%计算，是对全年法定假日、护士产假、病假等缺勤的补充。

2. 工时测量法　是根据护士所承担的工作量及完成这些工作量所需要消耗的时间来配置护理人力资源的方法，是确定护理工作量的最基本方法。按病房护理的实际工作动态进行计算。同时，工时测定法也是研究消耗时间和工作量之间的内在联系的方法。主要工作程序：①确定被测量者；②制订测定项目的所有操作步骤（SOP）；③测定工时；④计算护理工时和人员编制。计算方法如下：

护士人数 =（各级护理所需时间 + 间接护理时数）÷8（护士日工作时间）+ 机动数

举例：某医院普外科病房一级护理 40 人，二级护理 20 人，三级护理 20 人；每位患者所需护理时间按照一级护理 4.5 小时，二级护理 2.5 小时，三级护理 0.5 小时计算；病房间接护理时数为 26.5，机动护士数 20%，则该病房护士总人数计算如下：

所需护士 =（40×4.5＋20×2.5＋20×0.5＋26.5）÷8＝33.3＋33.3×20%＝40 人

该病区护士数为 40 人＋护士长（1～2）人＝41 或 42 人

3. 患者分类法 是依据不同患者、不同病种、不同病情等确认护理人员的数量需求和护理工作负荷的方法。在建立标准的护理时间的基础上，通过测量和标准化每类患者每天所需的直接护理时间和间接护理时间，得出总的护理需求或工作量，从而预测护理人力需求。

三、护理人员编配的影响因素

1. 护理工作质量与数量因素 是影响护理人员编配的主要因素。不同的医院类型及等级、不同的护理工作方式，其护理质量标准是不同的。

2. 人员素质因素 护理人员的教育程度、工作能力、个人经验、身心素质等，均会影响其工作绩效和工作压力承受度。如护理人员素质差、能力不足，不仅影响工作质量和效能，而且会消耗很多人力成本。

3. 环境条件因素 医院房屋建筑、医疗设施设备、医院环境条件等，都是影响护理人员编设的因素。不同地区、不同自然条件的医院，需要的人力有所不同；智能化、自动化程度较高的设施设备就能节省人力。

4. 政策法规因素 国家现行的政策法规，可直接影响护理人员的编配。如公休日、产假、病事假、教育培训等方面的相关政策规定。

5. 社会因素 医疗卫生事业的发展程度、医院在社会中的地位、公民的健康观念、医疗保险制度和护理服务对象的经济状况、社会背景、知识水平、年龄特征等，都会影响护理人员的编配。

四、护理人员岗位设置

根据《中华人民共和国护士条例》《卫生部注册护士管理办法（讨论稿）》文件精神要求，国家卫生计生委员会护理人力资源配置标准专业委员会于 2012 年制定了三级综合医院护理人力配置标准，并明确界定医院护理岗位设置，包括护理管理岗位、临床护理岗位和其他护理岗位。

（一）护理管理岗位

按照国家卫生健康委员会等级医院标准要求，护理管理层次可以根据医院的规模设置两个或三个层次的管理体系。三级管理体系为护理部主任或副主任→科护士长→护士长；两级管理体系为护理部主任或总护士长→护士长。国家卫生健康委员会要求三级医院实行三级管理体系。

1. 护理部主任岗位

（1）岗位职责 履行医院护理管理职能。以决策者角色参与医院的发展策略和远期规划的制订；在护理临床和护理管理的目标和方向中起领导作用；制订和评价护理服务标准和程序，推进护理服务预期目标的实现；在护理人力资源的培养、使用和管理等方面起领导作用；制订各级护理人员职责及工作质量标准，并组织考核；经常深入科室督促、检查护理工作，必要时参加危重症患者的抢救和会诊；定期开展护理查房，督促、检查和考核护理人员的服务态度、工作质量、各项规章制度和操作常规的执行情况；领导全院开展护理教学、护理科研及新技术、新业务等；选派护理骨干参加培训学习及国内外学术交流；掌握全院护理人员思想、业务、教学、科研能力和健康状况；参与对护理人员的晋升、调配、激励和使用意见，并向院领导及有关部门提出建议；负责全院护理设施建设，提出建议并组织落实。

（2）任职资格　护理部主任任职资格根据医院要求和地区而异。基本要求：国家注册护士；应具备主管护师以上技术职称；护理专业本科以上学历（二级以上医院护理部主任应具备护理大专以上学历）；具有丰富的护理专业理论知识、业务水平、管理能力和护理管理经验；具备爱岗敬业、甘于奉献、恪尽职守、德才兼备、开拓进取、奋发向上的品德；接受过管理方面专业知识和能力的培训；10年以上护理工作经验；5年以上护理管理经验；良好的语言表达和沟通能力；出色的人际交往能力；高度的责任心和敬业精神；良好的组织才能；身心健康，满足岗位需要。

2. 科护士长岗位

（1）岗位职责　履行医院护理管理职能。负责将医院及上级护理管理部门的服务宗旨、目标、规划转化为本部门护理人员的行动；负责所管辖科室的护理质量及安全；参与护理部门临床护理质量的督查与评价、护理人力资源管理、病房环境管理、所管辖科室护理活动的组织、沟通、交流，以及各级护理专业活动；负责个人及管辖科室护理人员的专业发展、临床护理教学、突发事件和特殊任务的协调处理；参与信息管理，确保对医院信息处理及时和准确等。

（2）任职资格　科护士长的任职资格根据医院要求和地区而异。基本要求：国家注册护士；护理专业专科以上学历；接受过管理专业知识和能力培训；5年以上护理实践经验；3年以上护理管理经验；具有良好的沟通能力和人际交往能力；高度的责任心；良好的组织能力；身心健康，满足职位需要。

3. 护士长岗位

（1）岗位职责　履行护理单元的管理职能。负责本护理单元护理目标、任务、计划和服务标准的制订和实施；以患者为中心，为患者提供优质的护理服务，保证护理质量和安全；为科室护士提供工作指南，监督日常护理服务活动；维护和营造良好的诊疗和护理环境；负责危重患者护理技术指导，组织和参加危重患者的抢救及复杂、难度较高的技术操作；每日评价护士对急危重症患者护理程序的实施情况，并检查护理措施落实、效果评价及记录；负责护理人力资源的合理使用和科学管理，控制护理人力资源成本；沟通协调好各种人际关系；组织开展护理教学、护理新业务、新技术及护理科研工作。

（2）任职资格　护士长的任职资格根据医院要求和地区而异。基本要求：国家注册护士；护理专业专科以上学历；接受过管理专业知识和能力培训；5年以上护理实践经验；具有护理管理经验；具有良好的沟通协调能力；责任心强；良好的组织能力；身心健康，满足职位需要。

（二）临床护理岗位

1. 病房护士岗位　主要包括医院各类病房（含重症监护病房）、门诊、手术室、产房、急诊、血液净化中心等直接服务于患者的护理岗位。

（1）岗位职责　在护士长领导下以患者为中心，遵循责任制整体护理工作模式和护理程序实施护理服务，落实分级护理制度，正确执行医嘱，进行病情观察、治疗处置、心理护理、健康教育等各项护理任务；客观记录患者的病情变化及治疗护理效果；为患者提供全面、全程、专业和整体的护理服务。

（2）任职资格　经执业注册取得执业护士证书；在中等职业学校、高等学校完成国家教育主管部门和卫生主管部门规定的普通全日制3年以上护理、助产专业学习，在教学、综合医院完成8个月以上实习并取得相应学历；身心健康，满足职位需要。

2. 专科护士岗位　为了保证患者安全和临床护理质量，对临床护理专科性强、技术要求较高的护理单元，如急诊急救、手术室、重症监护、血液净化、肿瘤、静脉治疗等需要设置专科护理岗位。建立专科护士管理制度，明确专科护士准入条件、培训要求、工作职责及服务范畴等。加大专科护士培训力度，不断提高专科护理水平。

（1）岗位职责　负责本专业危重症（特殊）患者的护理；参与专科护理实践标准的制订；承担护理单元护理质量管理；承担专科护理疑难问题会诊、专业护士培训、专业健康教育、专科护理研究等工作。

（2）任职资格　大专及以上学历；本专科 2 年以上护理经验；护师（含）以上技术职称；经过专科护理培训获得考核认证。

3. 临床护理教学岗位

（1）岗位职责　承担本科室各层次护理专业实习生、各级护士、进修生的临床护理教学及新技术、新项目的应用培训等；制订临床护理教学计划，并有效落实护理教学任务；定期收集学生学习需求，评估教学效果，持续改进教学工作，保证教学质量；积极开展临床护理教学工作探究，促进护理教学建设和发展。

（2）任职资格　护理专业本、专科毕业，具有本科 3 年以上工作经历，专科 5 年以上工作经历；护师（含）以上技术职称；具有良好的语言表达及沟通协调能力；经过临床护理教学培训，获得培训合格认证。

（三）其他护理岗位

指为患者提供非直接护理服务的岗位，主要包括静脉输液配置中心、消毒供应中心、医院感染管理部门等间接服务于患者的岗位。

1. 岗位职责　按照国家卫生主管部门颁发的《医院感染管理办法》《医院消毒技术规范》等相关要求，落实医院感染和消毒供应工作，对重点科室、重点人群、重点环节等进行定期监测，控制并降低医院感染风险；参加医护人员医院感染控制及行为规范培训，提高医护人员的医院感染防护意识和能力，确保医院感染零发生。

2. 任职资格　具备相关工作经验；经过相关专业培训合格获得考核认证。

五、护理工作模式

1. 整体护理　又称"以患者为中心"的护理。是以人的功能为整体的健康照护方式，要求护士对服务对象的生理、心理、社会、精神、文化等方面进行全面的帮助和照顾。整体护理的宗旨是以患者为中心，运用护理程序的理论与方法，由专门护士为患者实施连续性、系统性、计划性护理的临床护理分工制度。我国于 20 世纪 80 年代末开始探索在医院开展整体护理，已初步建立整体护理工作模式，2010 年原卫生部提出优质护理服务模式核心就是提倡责任落实的整体护理，对促进临床护理工作模式改革、突出护理专业特点、丰富护理内涵、提高和保证临床护理服务质量，起到了相当大的作用。

2. 个案护理　又称"特别护理"或"专人护理"。是指一名护理人员负责一位患者所需要的全部护理内容的护理工作模式。主要适用于病情变化快、病情复杂严重、需要 24 小时观察和护理、护理服务需求量大的患者，如 ICU、CCU 的住院患者，器官移植、多器官功能障碍、大手术或危重抢救患者等。

3. 功能制护理　是以各项护理工作活动为中心的护理工作模式。主要方法：护理管理者将护理活动按照功能进行分类，再根据护理人员的工作能力及任职资格进行分工，每个护士从事相对固定的护理工作，如"治疗护士"承担病房患者的各种治疗，"办公室护士"主管病房的总务工作等，护理单元所有的护理活动由各班护理人员共同协作完成。在护理人力资源有限的情况下，有利于护士长对病房护士的组织安排，可以节省人力成本。但这种工作模式是分段工作，不利于护患沟通，不能全面满足患者的整体需求。

4. 小组护理　是由一组护士负责一组患者。每个小组由 3 ~ 4 人组成，负责 10 ~ 20 位患者的护理工作。每个小组设置一名组长，成员有护师、护士、实习生、护工等。这种工作模式中的小组成员同心协力、有目的、有计划、有步骤地开展护理工作。但每个护士没有确定的护理对象，护理工作质量受小组长的能力、水平和经验的影响等。

5. 临床路径　是以控制医疗成本为基础，以医疗团队合作为主的工作模式。其目的是降低服务成本、提高医疗护理质量、规范诊疗护理手段、加强多学科合作，从而提高医院竞争力，增强患者及家属对诊疗过程的预知，保障医疗安全、提高服务对象满意度。

（1）主要特征　合作性、规范性、连续性、时效性、选择性、预知性、差异性和交互性。

（2）开展要素　患者类型、常用的医疗照护方法和实施的时间顺序；多学科的临床治疗、护理；其他专科医师、辅助科室人员；偏离常规路径的差异问题；连续性评估和改进。

（3）适用范围　诊断明确、病情相对单纯、预期结果相对明确的疾病。主要适用于一般常见病和多发疾病的治疗护理；不适用于诊断不明确、并发症多、病情复杂等疾病。

❓ 想一想

新型护理工作模式有哪些？

答案解析

六、护理人员排班

（一）排班原则 ❷微课

1. 患者需要原则　护士长从全面整体的角度，以满足患者的护理需要为基础，确保 24 小时连续护理服务，按照护理工作 24 小时不间断的特点，合理安排各班次护理人员，保证相互衔接，尽量使各班人员的工作互不干扰重叠，提高护理工作效率。

2. 患者安全原则　护士长在排班时应根据患者情况、护理人员的数量、工作能力等进行有效组合，做到各级各类人员新老搭配、优势互补，保证患者安全，防范护患纠纷。

3. 科学合理原则　护士长有效运用人力资源，充分发挥个人技术专长，掌握工作规律，保持各班工作量均衡。以临床护理工作量、实际开放床位数、床位使用率、危重患者人数、等级护理比例、手术人数、当班护士实际工作能力等，对病区护理人员进行科学合理调配。在保证护理质量的情况下，把人员的成本消耗控制到最低。通过按职上岗，将护理人员的专长、优势与患者的护理需要相结合，提高工作成就感，提高患者满意度。

4. 职责明确原则　各班分工明确，专人负责，保持班次和时间的相对固定，不随意更换其排班规律，备机动护士，随时调度，确保连续不断地为患者提供优质护理服务。

5. 客观公正原则　护士长在排班时应坚持公平原则，一视同仁，爱护、体谅所有护理人员，从人性化管理的角度出发，适当照顾护理人员的特殊需求，使护理人员产生公平感和满意感。加强组织凝聚力，调动护士的工作积极性和主动性，为患者提供优质服务。

（二）排班方法

1. 周排班　是以 1 周为周期进行排班的方式。目前国内许多医院采用周排班方式。护士长根据病房现有护理人力及护理人员工作情况进行安排。

（1）优点　护理人员的值班安排周期短，可根据具体工作需要进行动态调整，具有灵活性，可以合理安排护理人力。

（2）缺点　护士在频繁的班次轮转中，对住院患者病情连续性了解方面存在一定局限。

2. 周期性排班　又称循环排班，通常以4周为一个排班周期，依次循环。许多医院采用周期性排班方式，能满足不同护理人员的需要。

优点：该模式相对固定，可以提前做好个人安排，兼顾护士个人需要；护士长可以节约大量的排班时间。适用于病房护士结构合理稳定、患者数量和危重程度变化不大的护理单元。

3. 功能制护理排班　是以功能制护理工作模式为依据，运用工业流水作业方式对护理人员进行分工排班，如"总务护士""治疗护士"等，再将护理工作时间分为白班、中班、前夜班、后夜班等。

（1）优点　工作分工明确，工作效率较高。

（2）缺点　上班不连续，交接班频繁，岗位和职责不分层级，不利于护士全面掌握患者的整体情况。

4. 整体护理排班　是以患者为中心的服务理念，以患者疾病状况和个人特点为依据，按照整体护理工作模式进行排班，为患者提供全面、整体、连续的优质护理服务。

优点：保证了服务的整体性、全面性和连续性，有利于满足患者的各种需求。

5. 小时制排班　是国外医院采用较多的排班方式。为了保持护理工作的连续性和整体性，以各班次工作时间的长短为依据，一般采用每日三班制。将一天24小时分为12小时制（白班、夜班各12小时。以7天为一周计算，每周工作3天，休4天，工作连续性更好）和24小时制、10小时制（每周工作4天，每天工作10小时）、8小时制（早班、中班、夜班各8小时）。

优点：护理人员在各班次较为均衡，连续性较强。

6. 弹性排班　是在周期性排班的基础上，根据临床护理等级比例、床位使用率、护理人员和患者病情特点，对各班次护士进行科学合理安排。

优点：在工作高峰期增加人员，在工作低峰期减少人员，充分利用人力资源，缓解临床护理人力不足和避免人力浪费，达到人力资源最优化。

7. APN连续性排班　借鉴国外排班模式，2010年以来我国许多医院根据需要开始探索新的排班模式。这种排班是将一天24小时分为连续不断的3个班次，即A班（早班，8：00～15：00或7：30～15：30）、P班（中班，15：00～22：00或15：00～22：30）、N班（夜班，22：00～8：00），并对护士进行分层级管理，各班工作时间可根据不同科室具体专科患者及护理特点进行调整。

（1）优点　减少交接班次数及交接班过程中的安全隐患；P、N班薄弱环节得到加强，降低了安全隐患；A班和P班均由高年资护士担任责任组长，对疑难、危重症患者的护理进行把关管控，确保护理安全；有利于护士更好地安排自己的工作、生活，避开上下班的高峰；确保护理工作的连续性，有利于服务患者。

（2）缺点　夜班时间较长，护士可能疲劳；不适用于护理人员短缺的科室。

（三）影响因素

1. 医院政策　排班与人员编设数量、护士结构有密切关系，受医院相关政策影响。

2. 人员素质　护理人员的教育层次、工作能力、临床经验等均是排班时需考虑的因素。

3. 分工方式　不同的护理分工方式，人力需求和排班方法也不同。

4. 部门需求　重症监护病房、手术室、血液净化中心、急诊等护理单元各有其工作的特殊性，人员需求量和排班方法也与普通病区不同。

5. 工作时段　每天24小时的护理工作量不同，白班工作负荷最重，小夜班、大夜班依次减轻，人员安排也由多到少。

6. 排班方法 各医院因机构、政策、人力配备、工作目标和管理方式不同，排班的方法也不同。

PPT

第三节　护理人员培训

护理工作是人类健康事业的重要组成部分，配备素质较好、数量合理的护士有利于提高护理服务和水平。因此，护理人员的培训显得尤为重要。

培训（training）是指组织对成员实施的系统学习和开发潜力的行为过程。护士培训是医院对护理人员的工作能力和专业技能的训练。

一、护理人员培训的目的

护理人员培训的目的是让护士的知识、技能、服务和行为等方面不断改进和持续提高，确保护理人员具备岗位胜任能力，按照工作岗位标准完成所承担或将要承担的工作和任务。

1. 规范护士行为，提高护理工作能力 医疗护理技术日益发展，需要更多的高素质的护士。因此，管理者结合护士个性特点，制订职业发展规划，让护理人员在完成工作任务的同时，积极参加各种培训，规范护士行为，提高自身素养、知识水平、操作技能和服务能力，实现组织和护士个人发展有机统一，共同有效地实现组织目标。

2. 增强服务意识 医院的职能是服务患者，护理人员通过培训了解护理工作的宗旨、价值观和发展目标。不断强化"以患者为中心"的服务理念，针对不同患者提供个性化的优质护理服务，提高患者对护理的满意度。

3. 降低成本，提高效率 培训是医院增强护理队伍智力资本的重要途径，是提高和维持护士胜任能力的基本方法。通过培训帮助护理人员更新知识结构，提高技术水平，提升工作效率，降低护理服务成本，更好地服务患者。

4. 护理工作标准化 通过培训使护士正确理解、掌握各项规章制度，遵守护理工作流程、操作规范和岗位职责等，促进护理工作标准化、程序化，护士以统一的职业标准和工作流程规范实施护理服务，保障临床护理服务的连续性、有效性，不断提高护理质量。

5. 完善护理组织文化 通过培训让护理人员了解医院文化、服务宗旨、工作任务、发展目标等，增进和提高护理人员对医院护理文化的理解和认同，从而构建正确的价值文化体系和护理职业精神，增强护理人员的职业素养，提高护理人员的组织社会化程度，不断完善和建设良好的护理组织文化。

二、护理人员培训的原则

1. 专业素质与综合素质相结合原则 护士培训既要重视与护理岗位职责衔接，提高护理人员专业素质，又要注意融入医院文化建设的内容，让护士从工作态度、理想信念、服务意识、价值取向、文化知识等方面符合组织文化要求。帮助护士在提高职业素质的同时，完成在组织中的社会化过程。

2. 与组织战略目标相适应原则 按照组织发展目标和需求对护士进行培训，对培训对象、培训内容、培训规模、培训时间等进行综合设计，确保培训为组织发展服务，达到组织战略目标。

3. 按需培训和按计划培训相结合原则 根据护理人员的年龄状况、能力结构、知识水平和岗位需求，制订培训计划，强化培训过程，注重培训效果。发挥组织、部门和护理人员的竞争优势，达到组织培训效益最大化。

4. 短期性和长期性相结合原则 为了护理事业长期、稳定的发展，必须坚持短期性和长期性相结合原则，对护理人员进行不断培训，让护士不断接受新知识、新技术、新信息，才能提升护士综合素质，更好地完成工作任务。

5. 普通培训和重点培训相结合原则 护理管理者制订培训计划，将护理人员进行分层培训，首先，对护理技术骨干、护理管理人员进行重点培训，以提高护理技术水平和管理能力；其次，对护理队伍整体培训，以提高护理队伍整体素质和"三基"水平，做到全员培训，共同发展。

三、护理人员培训的内容

（一）试用期护士培训

1. 目标 具有良好的护士形象和行为，在带教老师的指导下能独立完成临床护理工作。

2. 重点 ①护理"三基"训练；②巩固专业思想，强化护士素质；③熟悉临床护理工作程序及责任护士工作职责；④为患者做健康教育并实施整体护理；⑤学习专科护理理论和技能。

3. 具体内容 ①入职后接受护理部组织的岗前教育和护士行为规范训练；②护士长根据每一位护士的情况，制订为期 1 年的培训计划；③适当安排护理治疗工作，熟练掌握基础护理知识和技能；④参加科内、院内的业务学习；⑤护士长每月考核和抽查护士行为、护理知识和技能；⑥定期考核各项基础护理操作，考试成绩达到 85 分以上方为合格，才能参加转正定级。

（二）护士培训

1. 目标 具有独立完成临床护理工作能力，加强学习专科护理知识，逐渐达到护师水平。

2. 毕业 1~3 年的护士

（1）重点 在熟练掌握基础知识和技能的基础上，进一步学习和熟练专科知识和技能：①专科疾病知识、疾病护理要点、专科仪器设备使用、用药注意事项及常见不良反应等；②学习整体护理理论和方法；③学习健康教育的内容和方法；④学习专业英语。

（2）具体内容 ①承担临床护理工作，熟练掌握各岗位工作程序和工作职责；②积极参加科内、院内的业务学习，完成每年继续教育学分；③注重专科疾病的护理知识和技能；④参与科内疾病讨论和患者健康教育工作；⑤护士长定期考核，重点考核专科护理知识和技能。

3. 毕业 4~6 年的护士

（1）重点 ①掌握专科疾病护理知识和技能；②学习和熟练急救技术及相关知识；③学习专业英语；④学习临床护理教学工作方法。

（2）具体内容 ①承担临床护理工作，特别是危重患者护理；②配合办公室工作，参与护理管理；③参加科内、院内的各种业务学习，完成每年继续教育学分；④注重专科疾病的护理知识和技能；⑤参与科内小讲课，组织患者健康教育；⑥参与病房护生和低年资护士的带教；⑦树立良好的专业形象和规范的护理行为；⑧适当参加院内、外组织的基础医学和公共英语辅导、考试；⑨鼓励参加护理专业学历提升。

（三）护师培训

1. 目标 ①承担专科危重患者的护理，能为患者提供责任制整体护理；②组织并参与病房内的抢救；成为科室的业务骨干；③具有一定的管理及科研能力，逐步达到主管护师水平。

2. 重点 ①危重症患者主要护理问题研究；②掌握抢救知识和技能，具有组织抢救的能力；③提高教学、管理、科研的综合能力。

3. 具体内容 ①承担临床护理工作，以危重症患者护理为主，并承担责任护理组长；②参加科内、院内的业务学习，完成每年继续教育学分，侧重专科、教学、管理等方面的内容；③参加科内护理科研设计及论文撰写；④参与临床护理教学工作；⑤鼓励参加护理专业学历提升，获得大专及本科以上学历。

（四）主管护师培训

1. 目标 ①具备护理专科、护理教学、护理管理知识和水平；②承担科内或学校的教学工作；③能够及时总结工作经验，开展护理科研，逐步达到副主任护师水平。

2. 重点 ①承担科室内难度较大的护理工作；②指导下级护士对危重症、疑难患者制订护理计划，实施护理措施；③组织科室护士进行业务学习和操作训练；④协助护士长控制和防范护理差错、护理纠纷。

3. 具体内容 ①协助护士长做好病房教学和管理工作；②参加科内、院内的业务学习，完成每年继续教育学分；③承担科内或学校等各种教学工作，主持病房内患者健康教育工作；④主持护理科研项目；⑤每年至少发表1篇论文或撰写科研报告。

练一练5

手术室护士参加专科护士证培训属于（ ）

A. 在职培训　　　　　B. 脱产培训　　　　　C. 岗前培训

D. 轮岗培训　　　　　E. 半脱产培训

答案解析

四、护理人员培训的形式

1. 脱产培训 是比较正规的护理人员培训方法，通常要到专门的医学院校、研究机构、培训机构进行再学习、再教育。这种培训在理论知识方面学习的比重较大，具有系统性、全面性，要求护理人员离开工作岗位，集中时间和精力投入学习，能有效提高管理人员和专业技术骨干的职业素质和专业能力，促进医院和个人长远发展。脱产培训成本较高，在培训人员数量上将受到一定的限制。

2. 在职培训 指护理人员在日常护理工作中一边工作，一边接受指导、教育的学习过程。在职培训可以是正式的，也可以是非正式的。护理操作技能培训是在职培训的主要内容之一。护理操作培训主要采用导师制，导师制是指由高年资护士指导、帮助低年资护士尽快掌握专业知识、专业技能、岗位能力。

3. 岗前培训 又称定位教育。目的是给护士以后的职业培训奠定基础，满足护士职业发展的需要。岗前培训是新入职护士逐渐熟悉组织，适应环境和岗位的过程。以帮助新护士尽快适应岗位的要求，学习新的规章制度和有效的工作方法。通过岗前培训，一方面要让新护士了解医院的服务流程、组织文化和发展目标，帮助新护士尽快熟悉胜任工作的必要知识和技能、职业道德规范、职业行为规范、感控知识、沟通交流技巧、职业防护、法律法规、岗位职责等；另一方面为新护士提供和谐的工作环境，让新护士尽快融入组织。

4. 轮岗培训 可以拓宽护理人员的专业知识和技能，有效地促使护理人员再学习，以积累更多的临床护理及管理经验，增强解决临床护理及管理问题的能力，为今后的职业发展打下坚实的基础，对于培养"一专多能"的护士队伍有着很强的现实意义。通过岗位轮转形成护理人才的合理流动、科学使用。护士及护士长岗位轮转也是在职培训的主要途径。岗位轮转包括科内轮转和科外轮转。

五、护理人员培训的程序

护理人员培训程序包括需求分析、确定目标、制订计划、实施计划、培训评价。

（一）需求分析

从医院、任务、护理人员3个方面进行分析，结合不同的护理岗位职责确定护士培训需求。

1. 医院层面的培训需求分析　根据医院基本情况和发展目标进行培训需求分析：①现状实地调研；②医院护理人力资源需求预测；③现有护理人力资源储备和供给情况；④培训费用的计划预算等。

2. 任务和能力需求分析　根据护理人员需要完成的各项任务，确定完成这些任务需要护士具备的能力。护理任务能力培训需求分析主要包括：工作任务分类；岗位能力要求；根据工作能力安排各项培训的先后顺序。

3. 护士个人培训需求分析　根据个人培训需求信息分析：①培训意向调查；②结合个人意愿和兴趣了解能接受的培训方法；③培训目标、培训计划的需求。

（二）确定目标

在培训需求分析的基础上，确定培训目标。培训目标一定要与护理服务的宗旨、组织资源、护士的基础及培训的条件相结合，具有可行性、操作性、量化性。

（三）制订计划

根据培训目标制订计划，包括培训对象、培训内容、培训方式、培训师资、培训时间、培训地点、培训资料、培训考核、培训费用等内容。

（四）实施计划

培训实施就是落实培训计划的各项内容，护理主管人员必须了解培训的内容和要求，以保证在培训期间为护理人员提供必要的帮助和支持，确保培训效果，使受训人员在知识、技能、能力和态度4个方面得到提高，学以致用，解决实际问题，提高工作效率。在培训过程中，要为护理人员提供充足的时间学习新知识、新技能，受训护士还要进行针对性的练习。培训结束时，组织学员们总结培训收获，将培训所学到的新知识和新技能运用到工作中，提高工作能力。

（五）培训评价

1. 评价步骤　包括过程监控、培训环节、培训效果、培训成本、培训效益。培训评价以培训目标为依据，一般采用可衡量的指标或客观的尺度来进行评价。

培训评价包括8个步骤：①明确培训评价目的；②制订培训的评价标准；③确定评价方案；④收集培训评价的信息；⑤培训评价数据的处理及分析；⑥撰写评价小结；⑦评价结果反馈；⑧根据需要进行培训项目的调整。

2. 常用评价方法

（1）问卷调查　用书面调查表来评价课堂理论培训效果，了解受培训人员的态度、认知、知识水平及行为等方面信息，为培训评价提供有关培训内容、方法及效果的反馈意见。

（2）行为测试　主要用于技能培训效果评价，可在培训几个月后于临床工作中进行追踪评估，以了解护士在培训后掌握的专业技术水平等。

（3）座谈及经验交流　召开座谈会，让参加培训的护理人员以讨论的形式讲述学习中的收获及感受，对培训提出合理化的建议。

（4）观察法　观察受训护理人员在日常工作中运用新知识和新技能的情况，比较护理人员培训前后的工作表现、工作态度、工作能力。

（5）指标测量　培训目的越具体，测量培训效果就越具有操作性和可行性。对培训相关数据进行检测，包括技能操作合格率、差错减少率、患者满意率、新技术新业务开展率、成本消耗下降率等。

PPT

第四节　护理人员绩效管理

一、护理人员绩效管理相关概念及影响因素

（一）护理人员绩效管理相关概念

1. 绩效（performance）　包括员工的工作效率、效果、效益及工作能力和服务态度等。

2. 绩效评价（performance appraisal）　是组织采取特定的方法和工具对组织成员的工作效果进行考察评价的过程。

3. 绩效管理（performance management）　是管理者与被管理者为了达到组织目标共同参与的绩效计划制订、绩效考核评价、绩效结果应用、绩效目标提升等持续循环的过程。

（二）护理人员绩效的影响因素

护理人员绩效水平受主观与客观因素的影响，主要涉及以下几个因素。

1. 外部因素　包括与护理工作有关的外部环境，如国家政策法规、行业标准、社会环境、经济状况、劳动力市场等。

2. 组织因素　包括护理工作环境、工作条件、设施设备、人际关系、组织架构、护理文化、医院战略、发展目标、护理团队、工作流程及护理管理者的经验等。

3. 个人因素　包括护士本人的知识水平、工作能力、工作态度等因素。

（1）**知识水平**　在其他条件相当的情况下，知识水平较高的护士能取得较好的工作业绩。

（2）**工作能力**　工作能力越强，工作成绩就越突出。工作能力主要与个人的知识水平、智力水平、工作阅历、学历层次等有关。

（3）**工作态度**　指护士在工作岗位上表现出的主观能动性和工作热情度，工作态度良好、工作积极性高的护士，工作业绩就越好。

二、护理人员绩效管理的作用

1. 诊断作用　是绩效管理的重要功能。管理者通过对工作业绩的评价，及时发现部门绩效现状及存在的问题，通过对每位护理人员的绩效进行及时分析沟通，确认护理人员的职业素质与护理岗位任职要求之间的差距，分析影响绩效的组织、部门和个人原因，采取有效措施，不断完善绩效管理体系，以实现绩效评价的持续改进。

2. 决策作用　制订科学合理的绩效评价机制，为组织提供识别人才和科学合理使用护理人员的决策作用。医院护理人员的培训考核、人事调整、晋职晋级、留用解聘及奖惩等护理人事管理决策都是以绩效考核结果为依据。

3. 激励作用　根据护士个人和团队对组织的贡献，作为绩效管理及奖惩依据，对绩效考核结果成绩优异者给予奖励，以激励其他员工努力工作；对工作低劣者进行批评教育或惩罚，以保证奖惩的公正性。

4. 导向作用　要发挥绩效管理的导向作用，关键是建立科学合理的绩效管理机制和具体可测量的绩效评价指标。绩效管理的基本目标是营造良好的工作氛围，建立优秀的护理团队，促进护士与医院共同发展，不断提高整体工作效率。

5. 规范作用　以客观指标形成的护士绩效评价体系使护理行为有章可循，为护理人员的执业行为起到规范作用。可促进医院和部门护理人力管理的标准化和有效性。

三、护理人员绩效管理的原则

绩效管理的核心是护理人员工作的效果、效率、效益、能力、态度。绩效管理需要获得组织成本、员工成绩、经济效益和社会效益等信息。

1. 基于工作原则　制订评价标准时应尽量使用可衡量及操作性强的工具。根据不同的护理工作岗位及岗位职责建立绩效评价标准。通常根据护士、护士长、护理部主任的岗位职责、工作内容制订不同的绩效评价指标。

2. 公开化原则　制订护理人员绩效评价标准时应坚持客观、公正、公开。让护理人员明确医院对他们的期望和绩效要求，指导他们找准自己努力的方向。

3. 标准化原则　绩效管理的标准化包括评价的间隔时间基本相同；在同一管理者带领下从事同种护理工作，评价方法相同；提供正式的评价文字资料时，被评价人在评价结果上签字确认；重视评价反馈并有效落实。

4. 激励原则　绩效管理的目的就是通过绩效考评，与护士的聘用、培训发展、职务晋升、评先评优相结合，以鼓励护士不断提高工作业绩。医院对工作成绩突出的护理人员进行奖励，以激励继续努力工作，积极上进，以巩固和维持组织期望的绩效水平；对工作表现不符合组织要求的护理人员进行批评教育或惩罚，帮助其找出差距，树立危机意识，促进工作改进，实现绩效评价目标，激励下属更加努力地工作。

5. 反馈原则　绩效评价结果出来后，护理管理者与护士进行绩效评价面谈交流反馈。主要包括交流被考评人的工作业绩；帮助被考评人明确改进工作的目标；提出实现目标的有效措施和建议。

四、护理人员绩效考核及评价方法

根据绩效考评的目的，选择绩效考核方法。绩效评价方法主要受以下因素的影响：评价方法能客观真实地评价护理人员的工作结果；能对护理人员的工作起到积极正面的导向作用和激励作用；能体现组织目标和评价目的；评价方法简单有效、节约成本、易于操作。因此，管理者要慎用、会用、善用绩效考核评价工具。绩效考核评价常用以下方法。

1. 绩效评价表　是运用最广泛的绩效评价工具。评价者根据评定表上的指标体系，对照被评价人的具体工作进行判断并记录，在指标体系中每一项指标有不同的等级、不同的权重。护理人员一般选择2种评价指标：①与工作相关的工作质量和数量；②与护士个性特征相关的主动性、积极性、服务态度、合作精神等。对各项指标和等级定义得越确切，其评价结果就越可靠。

2. 目标管理法　是管理者与被管理者共同参与制订管理目标，并定期检查完成目标进度的一种管理方法。是目前最常用的一种管理方法。目标管理既重视护士对医院或科室的贡献，又重视护士的工作业绩。因此，运用目标管理评价可以从护理人员的工作态度转移到工作业绩方面，被管理者在评价中的作用也从消极的旁观者转变成积极的参与者。目标管理法通过管理者与被管理者之间双向互动的过程，使护理人员加入评价自己工作的行列，可以激励他们自我认知、自我成长、自我控制，并增强其自信心；但是难以在不同部门、不同员工之间设定统一目标，不利于横向比较。

3. 360度绩效评价　又称"全视角评价"，或"360度绩效反馈评价"等。是由被评价者的上级、下级、同事和（或）客户以及被评价者本人，从多个角度对被评价者工作业绩进行的全方位衡量并反馈的方法。是常见的绩效考核方法之一。360度绩效评价打破了由上级考核下级的传统考核制度，考核评价信息来源具有多样性、全方位性，保证了评价的准确性、客观性，同时扩大评价者的范围和类型，收集不同层次护理人员的绩效信息。该评价方法强调反馈，以达到改进护士行为，提高绩效的目的。

但这种考核评价法成本高，培训工作难度大，当一个人要对多个同伴进行考核时，时间耗费多，由多人来共同考核所导致的成本上升可能会超过考核所带来的价值。

4. 排序法　是评价者把同一护理单元中所有护理人员按照绩效顺序排列起来的方法。通常是按照业绩的高低进行排序。排序评价法的优点是简单、省时省力、便于操作。缺点是当护士业绩水平相近时难以进行排序。

5. 关键事件法　是将护理人员在工作中的有效行为和无效或错误行为记录下来作为评价依据的方法。因此，管理者要注重对护士行为的过程管理，当护士的某种行为对组织或部门的工作和效益产生积极或消极影响时，管理人员应当及时把它记录下来，这样的事件称为关键事件。

6. 描述法　侧重于描述护士在工作中的突出表现，而不是工作业绩。是评价者对护士工作态度、工作能力、优缺点、培训需求、患者满意度等方面做出评价的方法。描述法一般没有统一的标准，管理者在评价时有一定的难度，要求做到客观公正。

7. 关键绩效指标（key performance indicator，KPI）　把对绩效的评价简化为对几个关键指标的考核，将关键指标当作评估标准，把员工的绩效与关键指标做出比较的评估方法。这种考核评价法目标明确，层层分解，通过 KPI 的整合和控制，使员工绩效行为与组织目标要求的行为相吻合，有利于组织利益与个人利益达成一致，有利于组织战略目标的实现。但 KPI 比较难界定，更多地倾向于定量化的指标，没有考虑人为因素和弹性因素，会产生一些考核上的争端和异议。

五、护理人员绩效评价程序

护理人员绩效评价包括：绩效标准，即制订绩效的具体考核指标及各指标的项目和权重；实施评价，即制订出具体有效、可操作性的考评方案并组织实施；绩效反馈，即部门或管理者与被考评者进行绩效结果的沟通交流。

1. 绩效标准　是绩效的具体考核指标及各指标的项目和权重。绩效管理目标和考核标准要以具体护理岗位职责为依据。绩效目标要具体、可测量、可实现，还要有完成绩效目标的时限。护理人员绩效评价的标准：①明确被评价者做到什么程度，具体指标包括工作要求、工作表现；②明确被评价者应该做什么，具体指标包括工作职责、工作质量、工作数量。

2. 实施评价　是制订护士绩效评价实施计划，确定评价人员，确定评价对象和时间，选择科学实用操作性强的评价工具。因此，管理者应当将护理人员的实际工作表现与所制订评价标准进行比较，注重定期综合评价与日常工作情况相结合，让评价标准更准确、客观、公正地评价每一位护理人员。

3. 绩效反馈　目的是让医院和护理部门了解护士整体的绩效水平，让被考核者了解自己的工作情况，促进管理者与被考核者共同分析工作中存在的不足以及确定改进的措施。绩效反馈既要强调护士在工作中表现积极的方面，又要对工作中需要改进的方面进行分析讨论，共同制订今后的改进计划，持续提高护理工作绩效。

第五节　护理人员职业生涯规划管理

PPT

一、职业生涯规划相关概念

1. 职业（career）　是一个人在生涯历程中选择从事工作的行为过程，指用专业技能和知识创造物质或精神财富，并获取合理报酬。

2. 职业生涯（career life）　是指一个人在其一生中所承担工作的相继历程，主要指专业或终身历程。职业生涯是个体培养职业兴趣、获得职业能力、进行职业选择，直到最后退出职业发展的过程。护士职业生涯是指护理人员在从事护理专业领域内的行为历程。

3. 职业规划（carrer planning） 是个人制订职业目标、确定实现目标措施的不断发展的过程。职业规划的核心是个人职业目标与现实可得到的机会相匹配。

4. 职业发展（career development） 是组织为确保在需要时能得到具备合适资格和经历的人员而采取的措施。

5. 职业动机（career motivation） 是个体希望从事某职业的倾向性态度，即个体对某一职业的愿望和期盼。

6. 护理职业路径（carrer pathway of nursing） 是医院为护理人员设计的职业发展的路线。使护理人员的职业目标和发展计划与医院护理岗位的需要结合起来，有利于双方的共同发展。

7. 护士职业素质（nursing professional diathesis） 是指驱动护理人员胜任工作、创造良好工作业绩的各种个性特征的总和。护士职业素质构成要素有价值观、个人品德、工作态度、专业知识、专业技能、自我形象等。

二、护理人员职业生涯规划的原则

护理人员职业规划基本原则，是指组织和个人在职业生涯设计和规划时应把握的方向和尺度。主要内容如下。

1. 长期目标和短期目标相结合原则 目标的选择是影响职业发展的关键因素，明确的目标可以成为个人追求成功的行为动力。目标越简单明了，越容易实现，越能促进个人的发展。长期目标是职业规划发展方向，是自我对职业的整体设计；短期目标是实现长期目标的根本保证，长短期目标结合更有利于个人职业规划目标的实现。目标设置：短期，小于3年；中期，3~5年；长期，5~10年为一个阶段。

2. 自我特长和组织需要相结合原则 自我的职业生涯发展离不开组织环境，有效的职业规划设计应该将个人优势在组织需要的岗位上得到充分发挥。认识个人的特征及优势是职业生涯发展的前提，分析研究自己具备的客观条件、所处环境和组织需要，找准自我恰当的职业定位。只有找准个人和组织需要最佳的结合点，才能保证个人和组织共同发展，达到双赢。

3. 动机和方法相结合原则 有了明确的发展目标和职业发展动机，还要结合自己所处环境和自身条件选择适合的发展路径，规划和选择科学合理的发展方案，保证职业发展计划落实，使个人职业素质不断提高。

4. 稳定性和动态性相结合原则 职业生涯发展需要一定的稳定性，人才的成长也需要经验的积累和知识的积淀。但人的发展目标并不是一成不变的，当内外环境条件发生改变时，应当结合内外条件适时调整自己的发展规划，所以职业规划是动态性的。

三、护理人员职业生涯规划

（一）护理人员职业生涯规划途径与内容

护理人员职业生涯规划途径以年龄为界，分为早期、中期、后期3个阶段。

1. 早期阶段

（1）定义 指护士从学校进入工作环境，并在工作环境中逐渐社会化，实现从学生到护士的转变，并为新的组织所接纳的过程。这一阶段一般发生在从业5~8年，护士年龄为22~30岁。

（2）内容

1）掌握职业技能，学会如何工作 做好本职工作是护士的基本任务和重要责任。要通过从事大量的临床护理基础性工作获得解决问题的能力。

2）克服依赖心理 不要总是希望得到高年资护士的帮助，要主动积极地开展工作。同时也要避免因工作过于主动而显得急于求成。

3）正确面对问题 刚入职的护士，当出现差错时，应主动地承认错误，认真分析出现差错的原因，总结经验教训，切记不要有自卑心理。

4）尽快适应工作环境，学会和同事、领导相处 寻找个人在团队中的位置，建立良好的人际社会关系。

2. 中期阶段

（1）定义

1）成长期 这一阶段一般发生在从业 9～15 年，护士年龄为 31～40 岁。如果在职业生涯早期，护士个人能顺利地找准职业锚，进行自我定位，那么在这个阶段就能较顺利地发展。

2）拓展期 这一阶段一般发生在从业 16～25 年，护士年龄为 41～50 岁。此时是在业务成熟、社会关系网稳定的基础上开始寻找新的突破的时期。

（2）内容

1）成长期 护士本人应重新进行自我定位，处理好事业与家庭的关系，安排时间参加继续教育学习，扩宽自己的知识面，调整好身心状态，以维持职业工作、家庭生活和自我发展三者之间的平衡。

2）拓展期 重新认识职业环境、进行自我评估，保持积极、乐观进取的心态，寻求新机遇和挑战，保持职业新鲜感，使自己能更快乐地生活和工作。护理管理者应针对此阶段护士的职业特点，合理用人，扬长避短，适当调转工作，提供新的、富有挑战性的工作，以激发其工作热情和积极性。

3. 后期阶段

（1）定义 这一阶段一般发生在从业 25 年后，护士年龄在 50 岁以上。护士个人的工作、生活和心理状况都将发生显著的变化。

（2）内容 凭借几十年的工作经验、技能、智慧以及良好的社会人际关系，处于此阶段的护士应为年轻人树立榜样，担当良师益友的角色，继续在职业工作中发挥自己独特的作用。

（二）护理人员职业生涯规划管理

1. 临床护理专家 指在护理专业的某一特殊领域内具有较高水平和专长的专家型临床护理人员。医学院校的护理毕业生大多选择从事临床护理工作，这是目前护理人员主要的发展方向。

2. 护理管理者 指在医疗卫生保健机构担任护理部主任、护士长及以上行政职务或各级卫生行政主管部门从事护理管理人员，护理行政管理者是由卫生服务组织任命或聘任，有正式职位和与职位相应的责、权、利。护理专业发展的两大支柱包括护理管理和护理技术，两者共同促进护理事业的发展。

3. 护理教育及研究者 指高等医学院校或中等卫生/护士（理）学校专职从事护理教育，或在医疗卫生机构中，为促进护理学科的发展，从事各项科学研究的护理人员。目前护理教育和护理研究已经在医学教育中逐步形成独立的体系，具有良好的发展前景。

4. 全科护士 指社区卫生服务中心（站）或医疗卫生机构中，从事社区卫生服务的护理人员。为了更好地实现基层、社区、家庭护理、慢性病等的有效管理，更好地配合全科医生开展工作，需要对护理人员进行全科护士培训，使其成为具有扎实的理论知识、熟练的技能操作、丰富临床经验的护士，熟悉各种疾病的基本知识和护理方法，切实实现全科医疗。全科护士具有很好的前景，是护理人员发展的新方向。

护爱生命

护理管理的基本资源是人、财、物、信息和时间，但就其性质而言，其实就是两大类：人的资源和物的资源。人力资源是医院生存和发展的决定性因素，是医院的第一资源，也是医院的核心竞争力所在。护理人力资源是医院诊疗技术工作中的基本队伍，对提高医疗护理质量起着重要作用。怎样发挥护理人员在临床工作中的作用，取决于护理管理者科学有效的人力资源管理。一方面，护理管理者要优化选人、用人、育人、留人途径，体现现代人力资源管理"认识人性、尊重人性、以人为本"的核心和本质，将合适的人安排在合适的岗位，做到人尽其才，人岗匹配，同时利用竞争机制、激励机制和约束机制，发挥护理人员的潜在优势，提高护理工作效能，降低人力成本；另一方面，为护理人员提供多种形式培训学习，拓展护理人员的发展空间，提高护理团队的整体素质和能力，为患者提供优质的护理服务，实现医院可持续发展。

目标检测

答案解析

1. 组织或社会用来进行价值增值的财富，如自然资源和社会资源，指的是（　）

　　A. 资源　　　　　　　　　　　B. 人力资源　　　　　　　　　C. 人力资源管理

　　D. 护理人力资源　　　　　　　E. 护理人力资源管理

2. 以下不属于护理人力资源管理重要性的是（　）

　　A. 消耗性　　　　B. 创造性　　　　C. 主观能动性　　　　D. 组合性　　　　E. 再生性

3. 以下属于护理人力资源管理最基本、最主要职能的是（　）

　　A. 护理人力资源规划　　　　　B. 护理人员选择招聘　　　　　C. 护理人员培训考核

　　D. 护理人员业绩评价　　　　　E. 护理人员劳动保护

4. 以下不属于影响护理人员排班因素的是（　）

　　A. 排班方法　　　　　　　　　B. 护理分工方式　　　　　　　C. 排班时间

　　D. 医院政策　　　　　　　　　E. 护理人员素质

5. 以下不属于新进护士岗前培训目的的是（　）

　　A. 使新进护士尽快融入工作环境

　　B. 使新进护士了解医院的服务流程、组织文化和发展目标

　　C. 使新护士熟悉岗位职责和职业行为规范

　　D. 满足护士继续发展的需要

　　E. 帮助护士了解有关的政策、规章制度

6. 护理人员培训的目的不包括（　）

　　A. 增强服务意识　　　　　　　　　　　　B. 规范护士行为，提高护理工作能力

　　C. 降低成本，提高效率　　　　　　　　　D. 护理人员科学合理使用

　　E. 完善护理文化

7. 以下不属于护理人员培训计划内容的是（　）

　　A. 培训对象　　　　B. 培训师资　　　　C. 培训内容　　　　D. 培训效果　　　　E. 培训考核

8. 护理人员培训常用的评价方法不包括（　）

　　A. 问卷调查　　　　B. 观察法　　　　C. 行为测试　　　　D. 讨论法　　　　E. 座谈及经验交流

9. 试用期护士的继续教育培训重点不包括（　　）

　　A. 巩固专业思想，强化护士素质　　　B. 护理"三基"训练　　　　　　C. 临床护理工作程序

　　D. 学习专业英语　　　　　　　　　　E. 学习专科护理理论和技能

10. 以绩效评价结果为依据，对组织成员做出是否留用的决定，属于绩效评价的（　　）

　　A. 决策作用　　　B. 诊断作用　　　C. 激励作用　　　D. 导向作用　　　E. 规范作用

11. 某医院泌尿外科病房患者总数是 30 人，其中一级护理 2 名，二级护理 6 名，三级护理 22 名。
　　该病房护士应编数为（　　）

　　A. 6 名　　　　　B. 7 名　　　　　C. 8 名　　　　　D. 9 名　　　　　E. 11 名

12. 护理人员绩效考核方法不包括（　　）

　　A. 目标管理法　　　B. 绩效评价表　　　C. 360 度绩效评价 D. 调查法　　　E. 关键事件法

13. 以下不属于绩效管理基本原则的是（　　）

　　A. 基于工作原则　　　B. 公开化原则　　　C. 标准化原则　　　D. 处罚原则　　　E. 激励原则

14. 由被评价者的上级、下级、同事和（或）客户以及被评价者本人，从多个角度对被评价者工
　　作业绩进行的全方位衡量并反馈的方法是（　　）

　　A. 绩效评价表　　　　　　　　　　B. 目标管理法　　　　　　　　　C. 关键事件法

　　D. 360 度绩效评价　　　　　　　　E. 排序法

15. 以下不属于护理部主任岗位职责的是（　　）

　　A. 在临床护理和护理管理的目标和方向中起领导作用

　　B. 为护士提供工作指南，并对护士的日常护理活动进行督导

　　C. 制订各级护理人员职责及工作质量标准

　　D. 制订和评价护理服务标准及程序

　　E. 领导全院开展护理教学、护理科研及新技术、新业务

16. 将护士分为"治疗护士""办公室护士"等的工作方式采用了（　　）模式

　　A. 个案护理　　　B. 功能制护理　　　C. 临床路径　　　D. 整体护理　　　E. 弹性护理

17. 护士长在排班时将不同技术水平的护士进行搭配，遵循了（　　）

　　A. 患者需求原则　　　　　　　　　B. 科学合理原则　　　　　　　　C. 患者安全原则

　　D. 客观公正原则　　　　　　　　　E. 效率原则

18. 按照医院不同规模、床位数和护理人员数量的比例确定护理人员配置的方法是（　　）

　　A. 工时测量法　　　B. 比例配置法　　　C. 数量配置法　　　D. 患者分类法　　　E. 质量配置法

19. 由责任护士及其辅助护士负责一定数量患者，从生理、心理、社会、精神、文化等方面进行全
　　面的帮助和照顾。这样形式的护理方式被称为（　　）

　　A. 功能制护理　　　B. 个案护理　　　C. 整体护理　　　D. 小组护理　　　E. 临床路径

（程晓莉）

书网融合……

重点回顾　　　　　微课　　　　　习题

第六章 领　导

学习目标

知识目标

1. 掌握　领导、影响力的概念；冲突的过程。

2. 熟悉　领导者影响力的类型；授权原则、激励原则、有效沟通原则；领导理论及激励理论的基本内容。

3. 了解　领导特质；激励的概念及作用。

技能目标

能结合临床护理实际情境，恰当地授权、科学地激励、有效地沟通。

素质目标

具备严谨的工作态度；能正确运用领导理论、激励理论对护理人员进行有效领导。

📖 导学情景

情景描述：某医院各病房护理专业技能和服务水平差别较大，为提高全院护理质量，该医院提拔了一批具有较高个人素质、较好业务能力和较强个人感召力的护士长取代不称职或工作热情低的护士长。这批护士长上任后，积极组织病房护理人员学习业务知识，巩固服务理念，鼓励护理人员团结协作，公正、公平、公开地对待人和事，经过1年时间的实践，大幅度提高了病房的护理工作质量。

情景分析：在实际管理工作中，领导者如何发挥领导影响力，实现组织目标是领导者重要的素质。

讨论：1. 新任护士长是如何发挥其领导力的？

　　　　2. 护士长怎样才能巩固和发展工作业绩？

学前导语：领导职能是管理过程中的一项重要职能，是连接计划、组织、控制等各项职能的纽带，领导者在任何一个组织中都是必不可少的，他们对组织的生存和发展产生了深远影响。从本质上说，领导者是一种影响力的追随关系，组织员工往往会追随那些他们认为可以满足他们需要的人，也正是因为员工的追随才会出现领导者。领导者可以通过激发追随者的动机、潜力和工作意愿来达到组织目标。

第一节　概　述

PPT

一、领导和领导者的概念

（一）领导的概念

领导指在一定的社会组织或群体内，为实现组织预定目标，领导者运用其法定权力和自身影响力影响被领导者的行为，并将其导向实现组织目标的过程。领导过程是领导者、被领导者和客观要素相互作用的过程。

看一看

领导过程的要素构成

1. 领导行为的主体　即实施领导行为的个人或集体。在领导行为中起关键作用。

2. 被领导者　即领导者的下属、追随者或被影响者。没有被领导者，领导工作就失去意义。

3. 领导目的　实现目标预期。

4. 领导影响力　指领导者具有的影响下属的能力。正是由于影响力的存在，领导者才能对组织活动施加影响，并使下属随从，使领导过程成为可能。

在护理管理中，领导就是护理领导者运用其职权或者自身的创造力、影响力引导和影响护理人员的行为，共同完成护理目标，为患者提供高质量护理服务的过程。

（二）领导者的概念

领导者是一种社会角色，是指在正式的社会组织中经合法途径被任用而担任一定领导职务、履行特定领导职能、掌握权力、承担某种领导责任的个人和集体。领导者因具有权力和个人影响力，其后必定有追随者。

在领导过程中，领导者通过指导、激励等影响被领导者，同时被领导者给领导者提供信息来修正其行为。领导职能的完成，需要与他人交流和沟通，而且人的感受、能力和心态在不断变化，领导者与被领导者的关系也必须不断修正，行动必须不断调整。因此，领导是一种双向动态过程。

二、领导和管理的区别与联系

（一）领导与管理的联系

领导是管理职能之一，领导活动的目标只有在有效管理活动的支持下才能实现，而管理活动的效益也只有在正确的领导决策指导下才能产生。

（二）领导与管理的区别

管理和领导有不同的侧重点。首先，从本质上说，管理是建立在合法、有报酬和强制性权力的基础上对下属命令的行为；而领导可以建立在合法、有报酬和强制性权力的基础上，但更多地建立在个人的影响力、专长及模范作用等的基础之上。其次，从功能上讲，管理强调的是计划、组织、控制和解决问题，是整合各种资源，借助各种手段达到既定的目标。而领导强调的是提供方向、影响人和组织的凝聚力以及激励和鼓舞人。从作用结果上讲，管理比较注重细节、手段、技术、过程的应用，追求的是秩序性、程序性和规范性；而领导关注人的尊严、人的价值、人的潜能、人的激励和发展。

管理与领导构成同一过程中既相互区别又相互联系的两个体系。他们有各自的功能和特点，同时又是组织取得成功不可缺少的组织部分。

三、领导者的影响力　💬微课

领导者的重要任务是"影响"个体或群体的行为。所谓影响力，是一个人在与他人交往的过程中，影响和改变他人心理行为的能力。影响力的基础是权力，领导者运用权力影响他人的行为，使其按照某种方式工作。

（一）领导者影响力的来源

1. 职位权力 是指组织根据管理者所处的职位给予其影响下属和支配组织资源的权力，由组织正式授予，受制度保护。职位权力具有很强的职位特性，与个人无关；职位的高低决定其权力的大小；对被领导者的影响带有强制性，被领导者的心理与行为主要表现为被动服从。因此，职位权力对被领导者的影响力是一种外在的因素，其影响程度是有限的。

（1）法定权 是管理体系中所规定的正式影响力，指一般人都认为领导者有权力命令指示下属工作，被领导者会理所当然地接受领导。

（2）奖赏权 是给予他人期望得到的东西，从而影响其行为的影响力。

（3）强制权 是由于领导者能够决定下属的惩罚而获得的权力。

2. 非职位权力 与领导者的职位没有关系，产生于领导者个人的自身因素对他人的影响，不带有强制性，无约束力；这种影响力以内在感染的形式潜在地发挥作用；被领导者的心理和行为表现为主动随从和自觉服从。因此，这种影响力对被领导者的影响比职位权力影响力更具持久性。

（1）专家权 是由于具有一定的知识技能而产生的权力。领导者通过掌握一定的知识经验来引导和影响被领导者的行为。

（2）参照权 是由于他人喜欢、欣赏的人格特征而产生的权力，领导者通过利用被领导者对自己的认同，而影响他们的行为。

（二）领导者影响力的类型

领导者的影响力根据其性质，可以分为权力性影响力和非权力性影响力。与职位权力有关的影响力属于权力性影响力，与个人权力有关的影响属于非权力性影响力。

1. 权力性影响力 指领导者运用上级授予的权力强制下属服从的一种能力。这种由外界赋予领导者的影响力对被领导者具有强迫性和不可抗拒性。这种影响力的主要构成因素如下。

（1）职位因素 领导者由于组织授权而具有强制下级的力量。领导者的职位越高，权力越大，下属对他的敬畏感就越强，其影响力也越大。由职位因素而获得的影响力是组织赋予领导者的力量，任何人只要处于领导职位，都能获得相应的影响力。

（2）传统因素 指长期以来，人们都认为领导者比普通人更有才干，而且这种观点逐步形成某种社会规范，这种影响人们思想和行为的影响力先于领导者存在，所以只要成为一个领导者，就自然会获得这种影响力。

（3）资历因素 资历指领导者的资格和经历，资历的深浅在一定程度上决定着领导者的影响力。

2. 非权力性影响力 指由领导者自身素质和现实行为形成的自然性影响力。它既没有正式规定，也没有合法权利形式的命令与服从的约束力。在它的作用下，被影响者更多地表现为顺从和依赖。这种影响力的构成因素如下。

（1）品格因素 主要包括道德修养、个性特征等方面。高尚的道德品质会使领导者有较大的感召力和吸引力，使下属产生敬爱感。

（2）能力因素 领导者的能力主要反映在工作成效和解决实际问题的有效性方面。一名才能出众的领导者，不仅为成功达到组织目标提供了重要保证，还能增强下属达到目标的信心，使下属产生敬佩感，从而自觉接受领导者的影响。

（3）知识因素 领导者知识水平的高低主要表现为对自身和客观世界认识的程度。领导者掌握的知识越丰富，对下属的指导就越正确，越容易使下属产生信赖感。

（4）感情因素　感情是指人们对外界事物的心理反应。如果领导者和蔼可亲、平易近人、体贴关心下属，下属就会与领导者亲近，甘愿与领导者一起为组织目标而奋斗。与下属有良好感情关系的领导者，其影响力来自下属发自内心的接受和服从。相反，如果领导者与下属的关系紧张，就会拉大双方的心理距离，降低领导者的影响力。

练一练6-1

下列属于领导者非权力性影响力构成因素的是（　　）

A. 传统因素　　　　　B. 职位因素　　　　　C. 资历因素

D. 健康因素　　　　　E. 能力因素

答案解析

第二节　常用的领导理论

PPT

领导理论是管理学理论研究的热点之一。西方管理学家和心理学家对领导者的个性特征、领导行为和领导环境因素等方面做了大量的研究，并对其规律进行总结，产生了关于领导的若干理论。本节重点介绍领导特质理论、领导行为理论、领导生命周期理论。

一、领导特质理论

20世纪20~30年代，有关领导的理论研究主要针对能够把领导者和非领导者区分开来的性格特征。领导特质理论着眼于领导者的特征和品质，即指从领导者的心理、生理、智力及社会因素等方面，寻找和归纳领导者特有或应有品质的理论。较为经典的有以下3个理论。

（一）领导个人因素论

美国管理学家斯托格迪尔基于各类研究的成果，将领导者应具备的个人特征归纳为6类，见表6-1。

表6-1　斯托格迪尔的领导特质

6类特征	具体内容
身体特征（5种）	精力、外貌、身高、年龄、体重
社会背景特征（2种）	社会经济地位、学历
智力特征（4种）	果断性、说话流利、知识渊博、判断分析能力强
个性特征（16种）	适应性、进取心、热心、自信、独立性、外向、机警、支配力、有主见、急性、慢性、见解独到、情绪稳定、作风民主、不随波逐流、智慧
与工作有关的特征（6种）	责任感、事业心、毅力、首创性、坚持、对人关心
社交特征（9种）	能力、合作、声誉、人际关系、老练程度、正直、诚实、权力需要、与人共事的技巧

（二）领导品质论

领导品质论由美国心理学家吉塞利提出，他通过对管理人员研究来确定领导者的素质特征，其研究结果是将领导特征分为个性特征（P）、能力特征（A）和激励特征（M），并按各种素质特征在管理中的重要性分值进行排序，见表6-2。

表 6 – 2　领导个人特征价值表（100 = 最重要，0 = 无作用）

个人特质	重要性分值	重要特征
督察力（A）	100	
事业心和成就力（M）	76	
才智（A）	64	
自我实现欲（M）	63	非常重要
自信（P）	62	
决断能力（P）	61	
安全需要（M）	54	
与下属的亲和力（P）	47	
首创精神（A）	34	
高额金钱报酬（M）	20	次重要
权力需要（M）	10	
成熟程度（P）	5	
性别（P）	0	最不重要

（三）领导条件品质论

美国的经济学家鲍莫尔认为，作为一名领导者，具备以下 10 项品质才合格：合作精神、决策能力、组织能力、精于授权、善于应变、敢于求新、勇于负责、敢担风险、尊重他人、品德高尚。

二、领导行为理论

20 世纪 50 ~ 60 年代，行为科学家和心理学家将研究的重点转向了领导行为的研究，重点分析领导者的领导行为和领导风格对组织成员的影响，以确定最佳的领导行为。以下介绍 3 种有代表性的理论。

（一）领导方式理论

领导方式是指在进行领导活动时，领导者对下属态度行为的表现。社会心理学家库尔特·勒温把领导者在领导过程中表现出来的工作方式分为 3 种基本类型。

1. 独裁型领导风格　也称专制型领导，领导者把一切权力集中于个人，靠权力和强制命令让人服从。主要表现：领导者倾向于集权管理，所有工作开展的步骤和技术都由领导者发布；独断专行，做决策时不与他人商量，下级没有任何参与决策的机会，只有服从；主要依靠行政命令、纪律约束、训斥和惩罚使人服从；领导者很少参加群体的社会活动，与下级保持较远的心理距离。

2. 民主型领导风格　是指以理服人，通过鼓励和信任使下属积极主动工作，各尽所能。主要表现：领导者倾向于分权管理，所有方针政策都由组织成员集体讨论决定，领导者采用鼓励和协助的态度；主要运用非权力性影响力使人服从；领导者积极参加团队活动，与下级无任何心理距离；领导者和下级有较为协调的双向沟通。

3. 放任型领导风格　是一种放任自流的领导行为，依靠充分授权让下属有最少的监控。主要表现：领导者极少运用权力，似俱乐部式的领导行为，给下属高度的独立性，由下属确定他们的工作目标以及实现目标的方法；领导者只为下属提供信息，充当群体和外部环境的联系人，以此帮助下属完成工作任务。

根据对比试验结果，民主型领导风格的工作效率最高，不仅可以完成工作目标，而且成员间关系融洽，工作积极主动，有创造性；独裁型领导风格虽然达到了工作目标，但成员没有责任感，士气低落，情绪消极，但在遇到突发事件，需当机立断做出决策时可采用此法；放任型领导风格工作效率最低，只达到社交目的，而达不到工作目标，但对于少数高素质的专家型人员进行研究时可采用此种方法。3种领导风格各具特色，适用于不同的环境，领导者需要根据所处的管理层工作性质和下属的条件等因素，灵活选择主要的领导风格，并辅之其他领导风格。

（二）领导行为四分图理论

领导行为四分图理论由美国俄亥俄州立大学的研究者们提出。研究人员通过对多种描述领导行为的因素进行筛选，最终归纳为2类：任务型领导和关系型领导。

1. 任务型领导　是以工作为中心，关注点集中在完成工作任务上，注重建立规章制度，规范下属行为，维持一定工作绩效，强调组织目标的实现；但不重视人际关系的建立，较少关心下属。

2. 关系型领导　特征是强调员工个人的需要，领导注重与下属之间建立友谊，重视下属的需要，尊重和信任下属，在工作上给予他们更多的自主权，在生活上给予更多的关心，让下属在轻松、和谐的氛围中愉快地工作。

领导行为是两类行为的具体结合，可以用领导行为四分图（图6-1）表示。Ⅰ型：低任务、低关系型的领导，对组织和人际关系都不关心。Ⅱ型：高任务、低关系型的领导，最关心的是工作任务，不重视人际关系。Ⅲ型：高任务、高关系型的领导，对工作和人际关系均重视。Ⅳ型：低任务、高关系型的领导，大多重视与下属之间的相互信任、尊重与合作，对工作任务重视程度较低。

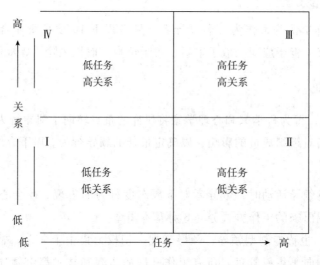

图6-1　领导行为四分图

（三）管理方格理论

在领导行为四分图理论的基础上，美国管理心理学家布莱克和莫顿提出了管理方格理论，并构造了管理方格图（图6-2）。横坐标表示对"工作的关心"，纵坐标表示对"人的关心"，其将关心程度各划分为9个等份，纵横坐标共组成81个小方格，每一方格代表一种领导风格，其中有5种典型的领导风格。

1. 协作式管理　即9.9型管理。领导者对工作和员工都极为关心，领导者能使组织目标和个人需求有效结合，既重视组织的各项工作任务，又能通过激励沟通等手段，使成员在相互信任、相互尊重的基础上合作，使工作成为组织成员自觉自愿的行为，从而获得高的工作效率。

2. 中庸式管理　即5.5型管理。领导者对工作和员工都有适度的关心，保持工作与满足人的需要之间的平衡，维持一定的工作效率与士气。

3. 俱乐式管理　即1.9型管理。领导者对员工高度关心，关心组织成员的需求是否得到满足，重视人际间关系，强调自己与同事和下级的感情，努力创造友好的组织气氛，但对工作很少关心。

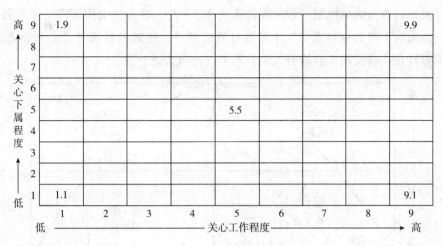

图 6 – 2　管理方格图

4. 权威式管理　即 9.1 型管理。领导者全力关注任务完成，很少注意下级的发展和士气，虽能达到一定的工作效率，但不关心员工。

5. 贫乏式管理　即 1.1 型管理。领导者对工作和员工都不关心，只是以最小的努力来完成一些维持自己职务的工作，最低限度地完成组织工作和维系组织人际关系。

上述 5 种典型的领导风格中，协作式管理为最佳有效的领导者。但是在实际工作中，到底哪种方式更为有效，要看实际工作的效果，依具体情况而定。

三、领导生命周期理论

领导生命周期理论，也称情境领导理论。该理论的主要观点是成功的领导者要选择合适的领导方式，而领导方式选择的依据是下属的成熟度水平。

成熟度是指个体对自己的直接行为负责任的能力和意愿，包括工作成熟度和心理成熟度。工作成熟度是指一个人从事工作所具备的知识和技术水平，工作成熟度越高，在组织中完成任务的能力则越强，越不需要他人的指导。心理成熟度是指从事工作的动机和意愿，心理成熟度越高，工作的自觉性则越强，越不需要外力激励。

根据工作成熟度和心理成熟度的水平，将下属的成熟度划分为以下 4 个等级。

1. M_1（不成熟）　工作能力低，动机水平低。下属既不能胜任工作，也不能被信任。

2. M_2（初步成熟）　工作能力低，动机水平高。下属不熟悉业务，但愿意承担任务。

3. M_3（比较成熟）　工作能力高，动机水平低。下属有能力，但不愿接受工作。

4. M_4（成熟）　工作能力高，动机水平高。下属有能力，也愿意接受工作安排。

情境领导理论认为，根据员工的成熟度可将领导方式分为以下 4 种。

（1）命令型　高工作 – 低关系，适用于 M_1 型。强调直接指挥，与下属采取单向沟通的方式，明确规定工作目标和工作规程。

（2）说服型　高工作 – 高关系，适用于 M_2 型。领导者除了向下属布置任务外，还与下属共同商讨工作如何进行，以双向沟通的方式对员工的意愿和热情加以支持，并向员工说明决定，通过解释和说服获得下属的认可和支持。

（3）参与型　低工作 – 高关系，适用于 M_3 型。上级与下级共同决策，领导者给下属提供支持，加强交流，鼓励下属参与决策。对下属的工作尽量不做具体指导，促使其搞好内部的协调沟通。

（4）授权型　低工作 – 低关系，适用于 M_4 型。领导者充分授权下属，鼓励下属自己做决定并承担责任。

工作行为、关系行为与成熟度是一种曲线关系（图6-3）。领导生命周期理论主要强调对于不同成熟程度的员工，应采取不同的领导方式，才能做有效的领导。这就启发领导者必须创造条件帮助员工从不成熟渐向成熟转化，将使用人和培养人结合起来，注重人才开发。

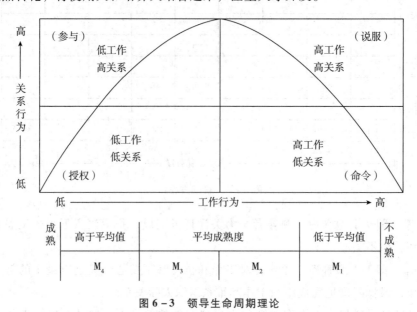

图6-3 领导生命周期理论

PPT

第三节 管理者的领导方法与艺术

一、决策

决策作为管理的重要职能，贯穿于整个管理活动过程，是科学的核心。

（一）决策的概念

决策是组织或个人为了解决某个问题或实现某种目标，通过分析判断，对未来一定时期内有关活动的方向、内容及方式进行选择或调整的过程。

（二）决策的类型

1. 根据决策所涉及的问题划分 可分为程序化决策与非程序化决策。

（1）程序化决策 又称常规决策，是针对日常业务活动和管理工作中经常、反复出现的常规性实践和问题做出的决策，可形成一套常规的处理办法和程序，不必每次重复决策。

（2）非程序化决策 又称非常规决策，是针对非重复性的新事件或新问题所做出的决策。通常是过去未发生过，无先例可循、无经验可参考、无程序可依的决策，一般与战略决策有关。

2. 根据环境因素的可控程度划分 可分为确定型决策、风险型决策及不确定型决策。

（1）确定型决策 是决策方案所需条件和结果都明确知道的决策。决策者确知需要解决的问题、环境条件、决策过程及未来的结果，在决策过程中只需比较各种备选方案的可知的执行后果，就能做出精确估计的决策。

（2）风险型决策 是指决策的每一种方案有两种或两种以上的可能结果，而且知道每一种结果发生的可能性。决策者不能预先确知环境条件，决策问题存在多种自然状态，采用哪一种方案都有风险性，要对多种风险进行应对，以防不测。

（3）不确定型决策 指决策问题的各种可能的结果和出现的概率均未知的决策。决策者不能预先确知环境条件，方案的最终结果也不可确定。

3. 根据决策的主体划分　可分为集体决策与个人决策。

（1）集体决策　是由管理者组织集体做出的决策，适用于各种决策活动。

（2）个人决策　是管理者个人做出的决策，适用于日常事务性决策及程序性决策，但当遇到紧急事务需要决策时，管理者个人也要进行果断反应。

4. 根据决策的重要性划分　可分为战略决策和战术决策。

（1）战略决策　指与确定组织发展方向和长远目标有关的重大问题的决策，具有战略性、长期性、规划性和全局性。

（2）战术决策　是为了完成战略决策所提出的目标，而制订的未来一个短期时间内要实施的具体的行动方案。

（三）决策的原则

1. 信息真实全面　要找出关键性问题，把握问题要害才能做出正确的决策，信息数据的真实性、全面性和准确性至关重要。正确的信息才能得出科学、审慎的决策结果。

2. 确定决策目标　应明确组织要解决的问题及整体目标，并且组织中的每一项决策应该围绕整体目标开展，才能做出符合实际的决策。

3. 对比择优　方案的可行性是实现预期目标，要考虑各种因素，需要对至少两个以上的可行方案进行选择和比较，针对各种影响因素及不可控因素进行权衡，择优选择。

4. 综合评价可行性　对决策方案要进行综合评价，进行可行性分析后审慎选择。

（四）决策的步骤

1. 识别问题　首先确定存在的、要解决的问题，识别问题就是对事物进行分析，以找到问题所在。

2. 确定目标　目标是决策的方向，确定目标是进行科学决策的重要一步。没有目标的决策，是盲目的决策。目标选择不准确，势必导致决策的失误。

3. 拟定备选方案　从多角度审视问题，并使用决策技术和方法列出尽可能多的备选方案。拟定方案要从不同角度出发，寻找实现目标的途径，拟定出各种情况下的最佳方案。

4. 分析和评价备选方案　领导者凭借自己的经验、才能，对提供选择的几种方案从总体上权衡利弊，进行综合评价，最后选出"满意"方案，或者在诸方案的基础上，归纳出一套"满意"的方案。

5. 选择方案　在获取足够的信息，并认真判断和思考分析的基础上，管理者要做出决策，即选择最佳方案，这是决策最关键的一步。最优化方案应当符合全局性、适宜性、经济性标准。

6. 实施方案　做出的决策是否科学，有待于在实施过程中检验。领导者所做的决策在实施过程中不可避免地要根据实际情况不断地进行调整、修改，甚至做大的改变。因此，在实施过程中要建立信息反馈制度，收集信息，了解动向，对实施过程进行追踪评价，发现偏差，找出原因，及时纠正，保证决策目标的实现。

7. 检验评价　决策实施后，对决策的检验和评价也是决策权过程中不可缺少的阶段检验和评价实施的结果，是否达到预期目标总结经验教训，为今后决策提供信息和借鉴。

对于一个合格的、优秀的决策者，熟练运用程序化决策是基本前提；而往往如何运用非程序化决策更能考察决策者的水平。决策者要在熟练运用程序化决策的前提下，运用直觉、判断和创造力，提高自己非程序化决策的能力。

（五）决策的方法

决策的方法有定性和定量两大类。

1. 定性决策方法 是一种直接利用决策者本人或有关专家的智慧来进行决策的方法。

2. 定量决策方法 是把同决策有关的变量与变量、变量与目标之间的关系，用数学关系表示，即建立数学模型，然后通过计算机求出答案，供决策者参考使用。

下面介绍几种常用的定性决策的方法。

（1）德尔菲法 也叫专家会议法，是一种向专家们进行调查研究的专家集体判断。它是以匿名方式通过几轮函询征求专家们的意见，专家之间不发生横向联系，组织决策小组对每轮的意见都进行汇总整理，作为参考资料再发给每个专家，供他们分析判断，提出新的意见。如此反复，专家的意见逐渐趋于一致，最后做出最终结论。

（2）头脑风暴法 又称思维共振法、集思广益法。原则是鼓励一切有创意的思想，禁止任何批评。头脑风暴法便于发表创造性意见，因此主要用于收集设想。通常是将对解决某一问题有兴趣的人集合在一起，在完全不受约束的条件下，敞开思路，畅所欲言。当所有的备选方案都被提出后，群体成员从正、反两个方面对每个备选方案进行讨论，并按优劣对备选方案进行排序。

（3）电子会议法 是将专家会议法与计算机技术相结合的决策方法。具体做法：可 50 人围坐在一张马蹄形的桌子旁，这张桌子上除了一系列的计算机终端外别无他物。将问题显示给决策参与者，将他们自己的回答打在计算机屏幕上。个人评论和票数统计都投影在会议室内的屏幕上，成员可以自由地表达自己的思想和对其他成员方案的评价，不会遭受群体压力，不必担心打断别人的思想和发言，环境是宽松的。其主要优点是匿名，可诚实快速地进行汇总和统计，有较高的效率；但也有缺点，那些打字快的人会使那些口才好但打字慢的人相形见绌；同时这一过程缺乏面对面的口头交流所传递的丰富信息。

二、授权

（一）授权的概念

授权是指上级管理者授予下属一定的权力和责任，使下属在一定的范围内具有相当的自主权和决定权。授权者对被授权者有监督的权力，被授权者对授权者有报告情况和完成相应工作的责任。上级虽把一部分权力和责任授予下属，但是上级依然负有责任。

（二）授权的原则

1. 视能授权 即以被授权者的能力与工作水平的高低作为授权的依据。授权者只有对被授权者的能力、性格、影响力等进行综合判断，才能使授权获得令人满意的效果。

2. 明确权责 在授权前授权者必须向被授权者讲明所授权力的大小、责任范围以及该项任务要达到的目标，以便被授权者在工作中有所遵循。

3. 适度授权 授权是授权者将自己领导权力的部分授给被授权者，并非全部，授权不能超过自己的权力范围授权；授权是一事一授，该项任务完成了就应及时收回权力。

4. 责权利统一 即领导者在授权时，明确被授权人员完成任务所必须承担的责任，同时也应说明可行使的权利，保证责、权、利的统一。

5. 监督控制 授权者应充分信任，被授权者不宜干涉其工作，但同时应给予授权者必要的考核监督与控制，避免其偏离组织目标或者出现权力的滥用。

（三）授权的方法

1. 口头授权 领导者用语言向确定的授权对象宣布其工作任务、职责、要求等，或者依据会议所产生的决议进行口头传达。

2. 书面授权 通过颁布正式文件或文字指令，明确规定所授权的工作职责范围、目标任务、职级、组织情况的授权方式。

（四）授权的步骤

可以分为 4 个步骤。

1. 确定任务 即哪些任务和工作是可以授权的。

2. 制订计划 即授权的目标、标准与成果评估方法。

3. 选贤任能 即选择合适的人授权。

4. 落实分工 即将任务和相应的资源、权力分配给被授权者。此外，在授权过程中，还需要一定的监督、支持和帮助，以保证其顺利完成任务。

（五）授权的注意事项

1. 应充分调动下属积极性 授权后上级要引导被授权者树立对工作负责的观念，鼓励大胆用权，主动工作，最大限度发挥下级的主观能动性。

2. 应保持良好的沟通 授权后上级要保持与下属的信息传递及时、畅通，建立反馈系统，做好对下级工作的监督、指导、反馈工作，及时发现偏差并采取措施纠正，同时能及时了解下属的意见和建议，保证工作的顺利开展。

3. 勇于承担责任 授权后对于下属在具体执行过程中出现的失误或责任，上级不能推诿，应勇于承担，使下属没有后顾之忧，放心大胆地开展工作。

三、激励

激励是一项重要的领导艺术，科学有效地运用激励艺术，激发下属的工作积极性，鼓励下属的正确行为，引导下属以组织目标为努力方向，对于提高工作效率和领导效能具有重要作用。

（一）激励的概念

激励是利用外部诱因调动人的积极性和创造性，引发人的内在动力，朝向期望的目标前进的心理过程，激励的最终目的是达到组织目标和个人目标在客观上统一。从护理管理的角度来说，激励是护理管理者调动护士工作的积极性，以提高其工作绩效和达成组织目标的过程。

（二）激励的过程

激励的过程就是满足需要的过程，其构成要素包括需要、动机、有目的的行为、目标和反馈。需要是激励的起点和基础，动机是满足需要的欲望、愿望、信念等心理因素，行为是人类通过一系列动作实现目标的过程。从图 6 - 4 可知，未被满足的需要会引起一个人的紧张，引起满足需要的欲望，这会产生目标导向的行为。但行为的结局可能发生两种情况。

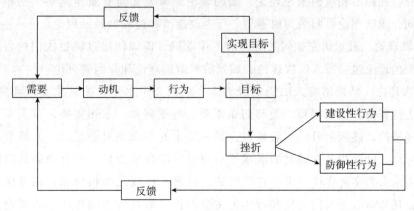

图 6 - 4 激励的基本模式

1. 目标得以实现，需要得到满足　这会产生一个反馈，告诉此人原有的需要已得到满足，于是在新的刺激下，又会产生新的需要。

2. 目标没有实现　也会有反馈，引起挫折感，这时又可能产生两种行为：①他可能采取建设性行为，以继续实现目标；②他可能采取防御性行为，放弃原有的目标。

激励的基本模式显示，人的行为是由需要引起的，而行为的目的是满足需要。如果我们能够满足人的需要，并使人们看到满足需要的可能性，那么就可以激励人们的行为。实际上，激励就是一种使人产生行为动机的过程。一方面，激励可以产生有目的的行为去实现目标；另一方面，激励又可以减少防御性行为，增加建设性行为。

（三）激励的原则

1. 目标结合原则　在激励机制中，设置目标是一个关键环节。目标设置必须同时体现总目标和个人需要，否则激励会偏离实现总目标这个方向，也无法满足个人需要，达不到理想的激励效果。

2. 物质、精神激励相结合原则　人的需要包括物质和精神两方面。物质激励是基础，满足人们的低层次需要，所产生的激励效果有限。自尊、自我实现等高层次需要的满足则需要精神激励发挥作用。因此，管理过程中要遵循物质激励和精神激励相结合的原则。

3. 引导性原则　是激励过程的内在要求。激励措施产生的效果不仅取决于激励措施本身，还取决于被激励者对激励措施的认识和接受程度。

4. 合理性原则　激励是否合理主要从激励适度和奖惩公平两个方面评判。激励过大或过小都会影响激励效果。激励过大，会使员工产生过分满足感，感到轻而易举，会丧失上升的动力；激励过小会使员工产生失落感，丧失继续努力的动力。取得同等绩效的员工，要获得同等程度的奖励。

5. 时效性原则　管理者要把握激励的时机，有效激发员工的工作激情，充分发挥其创造力。激励越及时，越有利于将人的激情推向高潮，使其创造力持续有效地发挥出来。

6. 正、负激励相结合原则　正激励就是对下属符合组织目标的期望行为进行奖励；负激励就是对下属违背组织目标的非期望行为进行惩罚。正、负激励都是必要而有效的，不仅作用于当事人，而且会间接地影响周围其他人。

7. 按需激励原则　激励的起点是满足下属的需要，但下属的需要因人而异、因时而异，并且只有满足最迫切需要的措施，其效价才高，激励强度才大。因此，领导者必须深入调查研究，不断了解下属需要层次和需要结构的变化趋势，有针对性地采取激励措施，才能收到实效。

（四）激励理论及其应用

自20世纪20～30年代以来，国内外许多管理学家、心理学家和社会学家都从不同的角度对激励问题进行了大量研究，并提出相应的激励理论。激励理论是研究如何有效地调动人的积极性的理论。按照研究层面的不同，激励理论可归纳为内容型、行为改造型和过程型激励理论。

1. 内容型激励理论　着重研究如何激发人的工作动机，即如何通过满足人们的各种需要来激励员工。属于这一类型的理论包括需求层次理论、成就需要激励理论和双因素理论。

（1）需求层次理论　马斯洛将人的需要分为7个层次2个水平，按其重要性和发生的先后顺序，由低到高依次为生理需要、安全需要、爱与归属需要、尊重需要、求知需要、审美需要和自我实现需要。需求之间是递进的，逐级上升。一般来说，某一层次的需求相对满足后，人就会追求更高一层次需求的满足，相应地，已获得基本满足的需求就不再是一股激励力量，只有未满足的需求才具有激励作用。人的基本需求虽然多种多样，但在特定时期，总有一种或几种相对而言需要优先得到满足的需求，即优势需求，优势需求是人们动机和行为的主要根源，最具有激励作用。该理论强调激励的中心问题是满足人的需求。

护理管理者要做到：①了解分析护士的不同需要；②通过采用多种方式满足护士的需求来激发其工作积极性，同时在满足护士需求时注重需要的序列性和潜在性。

（2）成就需要激励理论　美国心理学家麦克利兰认为，人除了生存需要外，还有3种重要的需要，即成就需要、亲和需要和权力需要。成就需要，是指争取成功、追求优越、希望做得更好的需要；亲和需要，是指建立友好亲密的人际关系、寻求被他人喜爱和接纳的需要；权力需要，是指影响或控制他人且不受他人控制的需要。

这3种需要在人们的需要结构中有主次之分，主需要得到满足后，往往会显示更大的满足感，也促使人追求更高层次的需要满足，也就是说，拥有权力者更追求权力，拥有亲情者更追求亲情，而拥有成就者更追求成就。同时，他认为成就需要的高低对人的成长和发展起到特别重要的作用。在不同的个体身上，会体现出3种需要的不同强度组合，形成个体独特的需要结构。

护理管理者要做到：①为护士营造能够满足3种需要的环境，调动护士的工作积极性；②可适当地授权，在一定的程度上满足权力需要比较强的护士的欲望；③为归属需要比较强的护士建立一个良好的人际关系环境；④对于成就需要比较强的护士，护理管理者应该让其承担具有一定挑战性的工作，并随时给予工作效果的反馈，以确定其工作的进步和成就。

（3）双因素理论　美国心理学家赫茨伯格认为，引起人们工作动机的因素主要有两类：保健因素和激励因素。

1）保健因素　又称为维持因素，是与工作条件有关的因素，属于外在因素，能使员工不满意或没有不满意，包括员工的薪酬、工作条件、人际关系、组织管理政策、稳定与保障等。良好的保健因素能安抚员工，消除员工的不满、怠工与对抗。

2）激励因素　是与工作任务有关的因素，属于内在因素，能使员工满意或没有满意，包括工作富有成就感、工作业绩得到认可、工作具有挑战性、负有较大责任、职业上能得到发展等。良好的激励因素能激励员工的工作热情，调动工作积极性。

赫茨伯格认为，"不满意"的对立面是"没有不满意"，而"满意"的对立面是"没有满意"。员工"没有不满意"并不代表员工满意，只有重视员工的成就感、责任感，对他们的工作进行认可，才能真正使员工满意，激励他们的工作热情。

护理管理者要做到：①重视保健因素对护士情绪的影响，尽量满足护士保健因素方面的需要；②利用激励因素引发护士内在的动力，建立合理的奖金分配制度，让护士感到奖金是组织对自己工作的认可，是努力工作得到的奖励。

练一练6-2

以下关于双因素理论说法，不正确的是（　　）

A. 保健因素又称为维持因素，属于外在因素，是使得员工不满意或没有不满意的因素

B. 激励因素属于外在因素，是导致员工满意或没有满意的因素

C. 激励因素缺乏，对员工评价满意度没有负面影响

D. 保健因素存在，对员工评价满意度没有正面影响

E. 保健因素缺乏，对员工评价满意度有负面影响

答案解析

2. 行为改造型激励理论　着重从激励的目的，即调整和转化人的行为方式进行论述。属于这一类型的理论包括强化理论和归因理论。

（1）强化理论　美国心理学家斯金纳认为，个体为了达到某种目的，会采取一定的行为作用于环境。当这种行为的后果对他有利时，这种行为就会重复出现；不利时，这种行为就会减弱或消失，人

们可以用强化方式来修正其行为。

强化是一种人为操纵，是指伴随于行为之后的、有助于该行为重复出现而进行的奖罚过程。在管理实践中，常用的强化手段如下。

1）正强化 又称积极强化，指对某种行为予以肯定和奖励，使之巩固、保持和重复加强的过程。正强化包括表扬、推荐信、优秀绩效评估和加薪等。工作本身也可以成为正强化物，充满乐趣、富于挑战性或内容丰富的工作比简单、单调的工作产生的正强化效应更强，具有更强的激励性。

2）负强化 又称消极强化，是指员工改变自己的行为，以规避不愉快的结果，通常表现为组织的规范所具有的约束力。

3）惩罚 是对不符合组织目标的行为给予否定或不刺激，以期减少这种行为出现的可能性或消除该行为的方法。

4）消退 有两种方式：①对某种行为不予理睬，以表示对该行为的忽视或某种程度上的否定，使其自然消退；②由于疏忽或情况改变，对原来用正强化手段鼓励的有利行为不再给予正强化，使其逐渐消失。

在上述 4 种强化类型中，正强化是影响行为发生的最有力工具，它能增强或增加有效的工作行为。惩罚和自然消退只能使员工知道不应该做什么，但并没有告诉员工应该做什么。而负强化则会使员工处于一种被动的、不快乐的环境之中，可能产生适得其反的结果。

护理管理者要做到：①强化要公正：为了使行为强化有效果，强化应基于每个护士的工作绩效，要公正。②尽量应用内部强化手段：所谓内部强化是指通过外在刺激，使护士的自我认识发生改变而影响行为。③建立奖励机制：要让护士明白怎样做才会得到奖励，以相应地调整他们的行为。④注意强化的时效性：长时间出现无反馈的现象，会使护士无所适从。⑤尽量使用正强化：负强化、惩罚及消退都属于消极的行为改变手段，容易使护士产生抵触情绪，从长远来讲，不利于组织目标的实现。正强化可引导护士的正性情绪，以激励护士的行为朝向组织目标。⑥巧妙运用负强化及惩罚：对于所实施的负强化或惩罚措施，管理者一定要让下属明白错在哪里，否则护士会有迷惑不解的可能。惩罚是制止组织所不需要行为的一种有用方法，但当众的斥责会使护士感到屈辱，并能引起工作团队内全体成员对管理者的不满。

（2）归因理论 由美国心理学家韦纳提出。归因是指观察者为了预测和评价人们的行为并对环境和行为加以控制，而对他人或自己的行为过程所进行的因果解释和推论。韦纳的归因理论认为，可以用能力、努力、任务难度、运气、身心状态来解释人们取得成功与失败的原因。如果把成功归因于能力过强和个人努力，可以提高个人自信心，岗位胜任感，进一步激发工作积极性，增强今后努力行为的坚持性；把失败归因于能力太低，任务太重，则会使人丧失信心，产生羞愧感，就会降低自身努力行为的坚持性。

护理管理者要做到：①引导护士把失败归因于自己不努力或粗心大意等不稳定的因素，就会增强人的自信心，增强努力与坚持行为，引导护士将成功归因于个人的能力和努力，这样有助于增强自信心，调动护士的工作积极性；②引导护士将关注焦点集中于内部的可控因素上，对于外部不可控的因素，护士长应帮助护士客观评估，并且帮助护士学会利用内在的、可控的因素弥补外部的、不可控的因素，不要因为外部不可控因素造成的失败给护士带来过重的负性影响。

3. 过程型激励理论 该理论着重对行为目标的选择及动机的形成过程进行研究。主要包括期望理论和公平理论。

（1）期望理论 由美国心理学家弗洛姆于 1964 年在其著作《工作与激励》中首先提出。该理论认为，预测一个人想要做什么和他投入多大的努力去做，取决于期望值、关联性和效价 3 个变量。

1）期望值 指个体对自己行为和努力能够达到预期结果概率的主观判断。

2）关联性 是个体对于良好表现将得到相应回报的信念，即工作成绩与报酬的关系。

3）效价 指奖励对个人吸引程度，即个人在主观上对奖励价值大小的判断，如一个人认为奖励有价值，那么效价就高，反之就低。激励水平的高低由以下公式表达：

$$激励水平（M）=期望值（E）\times 关联性（I）\times 效价（V）$$

护理管理者要做到：①强调期望行为：护士长应让护士明确什么样的行为是组织期望的，并且让护士明确组织的绩效评价标准，以便护士可以自主地调整个体目标使之与组织目标相一致，增加工作主动性。②强调工作绩效与奖励的一致性：护理管理者应让护士清楚什么样的工作结果能得到什么奖励，使护士明确奖酬与个体的工作绩效是相联系的。这样护士可以自觉评价自己努力的程度和结果，以调动工作积极性。③重视护士的个人效价：每个护士的个人目标不同，报酬或奖赏对吸引力有所不同，有的护士重视物质方面的奖酬，有的护士在意精神方面的奖励。护理管理者应该在公开、公平的原则下建立科室完整、明确的奖励制度，在给予激励时，应区别对待护士对报酬反应的倾向性，选择不同的奖励方式，最大限度地满足护士的个体需要。

（2）公平理论 又称社会比较理论，由美国心理学家亚当斯提出。主要观点：当一个人做出成绩并取得报酬后，不仅关心自己取得报酬的绝对值，还关心其报酬的相对值，因此，要通过多项比较来确定自己获得报酬是否合理，比较的结果将直接影响他今后工作的积极性，如果感觉到了公平待遇，就会继续保持旺盛的工作热情，反之，则会产生心理压力而影响工作情绪。

护理管理者要做到：①引导护士形成正确的公平感：管理者要多做正确的引导，使员工形成正确的公平感。在人们的心理活动中，往往会过高估计自己的贡献和作用，压低他人的绩效和付出，从而产生不公平的心理感觉。护理管理者要增加绩效评价的透明度，引导护士客观公正地选择比较，正确地认识自身和他人的工作绩效，避免盲目攀比而造成不公平感。②管理行为必须遵循公正原则：管理者行为是否公正将直接影响员工，护理管理者要平等地对待每一位护士，公正地处理每一件事情，科学管理，避免因情感因素导致管理行为不公正。③报酬的分配要有利于建立科学的激励机制：对员工报酬的分配要体现"多劳多得，质优多得，责重多得"的原则，坚持精神激励与物质激励相结合的办法。但公平不是平均主义，根据个人对组织贡献的大小，不同组织对个人的报酬也应有所区别，在工作中贡献较大的护士，应该得到更多的奖励。

练一练6-3

以下关于公平原理的描述，错误的是（　　）

A. 公平即经济报酬平等　　　　　　B. 报酬的公平与否会影响职工的积极性

C. 公平不是平均主义　　　　　　　D. 客观评价工作业绩是公平分配的前提

E. 没有绝对的公平

答案解析

（五）激励的形式

1. 目标激励 在激励机制中，设置目标是一个关键环节。一个被员工所接受的清晰的目标，可以使员工受到激励。所以，目标激励是至关重要的、有效的激励手段。

2. 肯定激励 激励员工的最好办法是肯定和赞美，属于正强化，有利于引导员工表现组织期望的行为。

3. 参与激励 员工参与决策和管理，通过员工参与来影响他们的决策和增加他们的自我指导与自我控制，提高员工的积极性和对组织的忠诚度，以此达到员工和组织的双满意。

4. 竞争激励　是一种比较常见的激励方式。

5. 工作激励　通过把责任更大、更受重视，以及为员工成长提供更多机会加到工作任务中去，可以减少员工工作的单调性、增加工作的安全感，使工作本身成为激励因素。

6. 发展激励　给员工提供更好的发展机会，搭建更好的发展平台，创造更好的发展条件，从而让员工在工作中不断成长，实现自身的职业发展。

7. 危机激励　从关心员工的立场出发，帮助其分析和找出潜在的问题，给员工指明坚持某种观点、主张、做法可能会产生的不良后果，使员工产生危机，从而为了规避风险转变自己的态度、观点和行为。

8. 感情激励　是指通过组织领导者对员工的关心而产生的对员工的激励作用。

四、沟通

（一）沟通的概念

沟通指可理解的信息在 2 个或 2 个以上人群中传递或交换的过程。沟通包含了 3 方面的含义：①沟通是一个双向、互动的反馈与理解的过程；②沟通的本质是传递；③只有双方都能准确理解信息的含义，才能称为有效沟通。

有效沟通是管理的基础，它渗透到管理过程的每个环节，计划、组织、领导、激励、决策、控制等主要活动都需要有效的沟通与协调。

（二）沟通的方式

可分为书面沟通、口头沟通、非言语沟通及电子沟通。

1. 书面沟通　是指以文字为媒体的信息传递，其特点为规范、严肃、便于保存、信息传递准确性较高。

2. 口头沟通　是指以口语为媒体的信息传递，其特点为迅速、灵活、反馈直接。

3. 非言语沟通　是指以非口头与书面语言形式进行的信息传递，是沟通的辅助手段。

4. 电子沟通　是指以电子符号形式通过电子媒体进行的沟通，现在正在普及。

（三）沟通的渠道

可分为正式沟通渠道与非正式沟通渠道。

1. 正式沟通渠道　是指通过组织正式的渠道进行信息的传递和交流。如组织之间的公函往来，组织内部的文件传达、召开会议，上、下级之间的工作汇报与交流等。

2. 非正式沟通渠道　是指在正式沟通渠道之外进行的信息传递与交流，如护理人员间私下交换意见、议论事情、传播谣言等。与正式沟通相比，非正式沟通渠道不受组织监督，能更灵活、迅速地适应多变事态，省略烦琐的程序，提高信息传递的速度，而且有利于护理人员的真实想法、态度与动机的表露。

（四）有效沟通的原则

1. 信息明确原则　信息明确是指信息发送者发出的信息有价值，信息沟通所用的语言及传递的方式能被接收者理解。这属于信息发送者的责任。

2. 组织结构完整性原则　组织内的沟通应按组织结构的完整性进行，即上一级对下一级发出信息，而不是越级发布指示。

3. 及时性原则　是指在信息发送的预定时间内完成沟通。

4. 非正式沟通策略原则　非正式组织可以快速地传递信息，应予以控制和利用，扬长避短，将二者统一协调，更好地完成沟通的目标。

5. 重视交谈与倾听技巧原则 谈话是管理者的主要沟通形式，技巧性较强，而倾听是谈话沟通的关键性环节，因此应给予重视。

（五）沟通的影响因素

从沟通的过程来看，影响沟通的因素主要来自信息发送者、信息传递和信息接收者3个方面。

1. 信息发送者的问题 信息发送者对信息的编码不准确、措辞不当。

2. 信息传递的问题 在信息传递的过程中，若信息发送者选择的沟通渠道不合适、几种渠道传递的信息不一致或渠道过长、中间环节过多，都会导致沟通失败。

3. 信息接收者的问题 由于信息接收者的文化、受教育程度、心理素质等不同，或对信息发出者的编码不熟悉，有可能解码不准确，从而影响沟通的效果。此外，有时接收者由于某种原因，拒绝接受某些信息，也会使沟通失败。

（六）护理管理活动中的沟通方法与技巧

在护理管理中，每天都有大量的沟通活动，如护理交班、护理查房、各种会议或护士长与护士谈话，也包括交班记录、护理记录、护理文件书写。护理管理者要注意沟通方法的使用。

1. 发布指令 带有强制性，隐含有自上而下的管理层次关系，要求下属在一定环境下执行某项任务或停止某项工作，指令内容与实现组织目标密切关联。在发布指令前应广泛听取各方面的意见，避免指令不恰当。指令可有一般或具体、书面或口头、正式或非正式等类型。

2. 组织会议 一个组织的重大决策离不开会议这种沟通形式，通过会议可集思广益，使与会者之间达成共识，更好地确定自己的目标和工作方法。发现未注意到的问题，则应认真考虑。

3. 个别谈话 是指领导者用正式或非正式的形式在组织内同下属或同级交谈，是管理中一个主要的工作形式。在交谈过程中，双方表露真实的思想，提出不便在其他场合提出的问题，方便管理者了解下属的思想动态。

五、冲突

由于各种原因，组织中的个体或群体常发生意见分歧、争论乃至冲突，使彼此的关系出现紧张状态。冲突是客观的，任何一个组织都存在冲突。因此，处理冲突的能力是领导者需要掌握的重要技能之一。

（一）冲突的概念

冲突是指群体内部个体与个体之间、个体与群体之间存在的互不相容、互相排斥的矛盾。人们对于冲突对组织作用的认识经历了一系列的变化：传统观念认为，所有冲突都是有害的、具有破坏性，应当避免；人际关系学说认为，冲突是所有组织中自然发生的现象，是与生俱来的，应该接受冲突，使之合理化；相互作用观点不仅接受冲突的存在，而且认为冲突对组织的生存是有利的。一定水平的冲突，能使组织保持活力、自我反省力及创造力。现代管理理论认为，把冲突认为绝对有害和绝对有利的观点都是不恰当的。因此，评价冲突对组织所起的作用，应根据其性质而定。

（二）冲突的类型

在管理过程中，最主要的是根据冲突对组织工作绩效，分为建设性冲突与破坏性冲突。

1. 建设性冲突 是冲突双方均支持组织的工作目标，但在实现目标的途径或认识上观点不同而产生的冲突。具有以下特点：双方对共同目标的实现都非常关心；双方能以争论问题为中心；双方积极交流信息，建设性冲突能促进组织的改革与创新，激发员工的创造力，促进正确决策的制订，提高组织效率。

2. 破坏性冲突 是由于冲突双方目标不同而造成的冲突。这类冲突阻碍了组织目标的实现，具有以下特点：双方都认为只有自己的观点是唯一正确的；不愿听取对方的观点和意见；从对问题、观点的争论转为人身攻击；互相间信息交流减少，甚至完全停止。破坏性冲突对于组织发展起消极或破坏性作用，造成组织内部人际关系紧张，人与人之间相互排斥、相互对立，削弱了组织的战斗力；破坏组织的协调统一，阻碍组织目标的实现。

？ 想一想

冲突都是有害的吗？

答案解析

（三）冲突的过程

美国学者罗宾斯将冲突的过程分成 5 个阶段：潜在对立、认知和个人介入、行为意向、行为及结果。

1. 第一阶段——潜在对立阶段 双方潜在对立或不一致是可能产生冲突的酝酿阶段。对立或不一致并不一定引起冲突，但却是冲突产生的必要条件和引起冲突的原因。

2. 第二阶段——认知和个人介入阶段 在这个阶段，冲突双方对相互的不一致有了感情上的投入，潜在的对立从而显现出来。双方都会体会到焦虑、紧张、挫伤及敌对，以致冲突明朗化。

3. 第三阶段——行为意向阶段 行为意向介于一个人的认知和情感及外感行为之间，双方有了从事某种特定行为的决策。处理冲突的 5 种意向有强制、合作、回避、迁就、妥协。

4. 第四阶段——行为阶段 包括冲突双方进行的说明、活动和态度，即一方有行为，对方如何反应。冲突行为的强度变化是连续的，从轻度的意见分歧，到公开质问，到武断的言语攻击，到威胁和最后通牒，再到挑衅性的人身攻击。

5. 第五阶段——结果阶段 冲突的结果一般有 2 个：①组织功能正常，冲突提高了组织的工作绩效；②组织功能失调，冲突降低了组织的工作绩效。

（四）冲突的处理策略

建设性冲突和破坏性冲突的划分不是绝对的，但如果处理不当，建设性冲突也可以转化为破坏性冲突。如何正确地认识和理解冲突，合理解决组织或小组内的破坏性冲突，保持组织内一定水平的建设性冲突，从而提高管理的有效性是管理人员的责任。目前常用的冲突处理策略包括回避、妥协、迁就、强迫和合作 5 种。

1. 回避 当冲突发生时，采取漠不关心的态度，对双方的争执或对抗的行为采取冷处理的方式。当发生的冲突没有严重到损害组织运行时，管理者可以采取这种方式处理冲突。

2. 妥协 冲突双方互相让步，以达成协议的局面。冲突双方都放弃部分利益，在一定程度上满足对方的部分需要。妥协实际上是谈判的一个组成部分。妥协的特性是双方都必须付出某些代价，同时也有些许获益。妥协策略是最常用的，也是被人们广泛接受的一种处理冲突的策略。

3. 迁就 指一方放弃自己的利益来满足另一方的利益和需要，以维持双方关系的方法。当争端的问题不太重要或为长远利益考虑时，选择这种方法很有价值。

4. 强迫 指利用权力，迫使他人遵从管理者的决定。在一般情况下强迫的方式只能使冲突的一方满意，经常采用这种冲突处理策略往往会导致负面的效果。但是在紧急情况或为了组织长期的生存与发展，必须采取某些临时性的非常规措施的情况下，使用这种方式具有一定的作用。

5. 合作　当冲突双方都愿意了解冲突的内在原因，分享信息，在满足自己利益的同时也满足对方的需要，便会协商寻求对双方都有利的解决方法。合作被认为是处理冲突的最佳方式，但是合作方式的采用与否受到组织文化和领导风格的影响较大。一般来讲，组织中实施民主式管理的管理者比采用集权式管理的管理者更擅长采用合作的方式。

护爱生命

"南风"法则也称"温暖"法则，源于法国作家写过的一则寓言：北风和南风比威力，看谁能把行人身上的大衣脱掉。北风首先来一个冷风凛冽、寒冷刺骨，结果行人为了抵御北风的侵袭，便把大衣裹得紧紧的。南风则徐徐吹动，顿时风和日丽，行人因为觉得温暖上身，始而解开纽扣，继而脱掉大衣。最终南风获得了胜利。

这则寓言形象地说明了一个道理：温暖胜于严寒。在临床护理工作中，护理领导者应在管理中运用"南风"法则，即尊重和关心下属，以下属为本，多点"人情味"，尽力解决下属日常生活中的实际困难，使下属真正感受到领导者给予的温暖，从而激发护士工作的积极性，努力为患者提供优质护理服务。

目标检测

答案解析

1. 下列属于领导者权力性影响力构成因素的是（　　）

　　A. 感情因素　　　　B. 能力因素　　　　C. 知识因素　　　　D. 品格因素　　　　E. 职位因素

2. 领导者的非权力性影响力的特点是（　　）

　　A. 由外界赋予的影响力　　　　　　B. 具有强迫性和不可抗拒性　　　　C. 影响力广泛而持久

　　D. 随职位升高而增强　　　　　　　E. 使下属的心理与行为表现出被动和服从

3. 下列属于双因素理论中激励因素的是（　　）

　　A. 员工的福利待遇　　　　　　　　B. 工作环境条件　　　　　　　　C. 人际关系

　　D. 工作成绩得到认可　　　　　　　E. 员工的工资水平

4. 在管理方格理论中，贫乏管理的领导行为类型是（　　）

　　A. 1.1 型管理　　　　　　　　　　B. 1.9 型管理　　　　　　　　　　C. 5.5 型管理

　　D. 9.1 型管理　　　　　　　　　　E. 2.8 型管理

5. 根据情境领导理论，M_2型成熟度构型的含义是（　　）

　　A. 能力低，动机水平低　　　　　　　　　　　B. 能力低，动机水平高

　　C. 能力高，动机水平低　　　　　　　　　　　D. 能力高，动机水平高

　　E. 无能力，无动机水平

6. 马斯洛的层次需要论强调激励的中心问题是（　　）

　　A. 分析人的动机　　　　　　　　　B. 满足人的需要　　　　　　　　C. 观察人的行为

　　D. 改造和修正人的行为　　　　　　E. 实现价值

7. 关于强化理论在护理管理工作中的应用，以下描述正确的是（　　）

　　A. 对于某一护士，所使用的强化手段应尽量不变

　　B. 实施负强化能收到迅速、有效的结果，护士可以经常采用

C. 尽量使用内部强化的手段

D. 给予下属的正强化不要及时

E. 负强化与惩罚本质上是一回事

8. 针对临床教学老师岗位能力要求，护士把问卷发给 50 位临床护理专家进行函询，归纳后再次发给各位专家提出修改意见，最后形成专家一致性内容。这种方法属于（　　）

A. 头脑风暴法　　　　　　B. 专家会议法　　　　　　C. 访谈法

D. 德尔菲法　　　　　　　E. 咨询法

9. 以下关于冲突的说法，不正确的是（　　）

A. 冲突是指组织中的成员因为各种原因出现的意见分歧、争论或对抗，使彼此的关系出现紧张状态

B. 建设性冲突比较温和的、不具有破坏性的冲突，其特征是目的一致而手段不同

C. 破坏性比较激烈、具有破坏性的冲突，其特征是目的不一致

D. 破坏性冲突会违反组织的目标并妨碍团体的表现

E. 没有任何形式的冲突会支持组织的目标，并增进其表现

10. 当必须对重大事件或紧急事件进行迅速处理时，可采用的策略是（　　）

A. 回避　　　　B. 迁就　　　　C. 强制　　　　D. 妥协　　　　E. 合作

11. 根据需要层次论的原理，下列做法错误的是（　　）

A. 对所有护士采取同样的激励方法，以示公平

B. 认真了解分析每位护士的需要，有针对性地采取激励方法

C. 采取物质激励和精神激励相结合的方法

D. 先满足护士最迫切的需要

E. 激发护士既有利于集体又有利于个体的潜在需要

12. 人们受激励的程度，将取决于努力工作后取得的成果的价值以及对实现目标可能性的估计的理论是（　　）

A. 双因素理论　　B. 强化理论　　C. 挫折理论　　D. 期望理论　　E. 公平理论

13. 护士长在管理过程中，遇到问题时经常发动护士们共同讨论、共同商量、集思广益，然后决策，并要求护士每个人各尽所能、各施其长、分工合作，这种领导方式属于（　　）

A. 专权型　　　　B. 命令型　　　　C. 权威型　　　　D. 民主型　　　　E. 放任型

14. 某医院内科护士长李红为本科学历，掌握着丰富的护理基础知识，护士们遇到专业上的问题都愿意请教她，而且李护士长都能给她们满意的解答。因此，护士们都很信任李护士长，愿意接受其领导，做好病房的护理工作。李红护士长对护士的这种影响力起作用的因素是（　　）

A. 职位因素　　B. 才能因素　　C. 知识因素　　D. 资历因素　　E. 品格因素

15. 人们受激励的程度，将取决于努力工作后取得的成果的价值以及对实现目标可能性的估计。该理论是（　　）

A. 双因素理论　　B. 强化理论　　C. 挫折理论　　D. 期望理论　　E. 公平理论

（16～18 题共用题干）

某三甲医院刚刚成立了肝胆外科，李某被任命为护士长。新科室成立之后，从其他科室调过来好多护士。护士来自不同的科室，工作习惯也不同，资历也不同。李某为了更好地管理科室，根据护士的不同情况制定了相关管理策略。

16. 李某为了提升自己在科室的影响力，应主要提升（ ）

    A. 非权力性影响力   B. 权力性影响力   C. 职位影响力

    D. 法定影响力   E. 资历影响力

17. 李某规定护士在1个月内被患者投诉2次，就降低奖金系数，连续半年未被投诉，则恢复奖金系数，这采取的手段是（ ）

    A. 正强化   B. 负强化   C. 惩罚   D. 消退   E. 奖励

18. 护士小张刚刚毕业，参加工作1年，工作水平初步，但是热情很高，积极主动学习，属于初步成熟型员工。根据领导生命周期理论，对于小张，李某适宜采用的领导方式为（ ）

    A. 命令型（高工作－低关系）   B. 说服型（高工作－高关系）

    C. 参与型（低工作－高关系）   D. 授权型（低工作－低关系）

    E. 成就导向型

（19~20题共用题干）

某大型三甲医院即将举办为期1周的中层干部培训班，主题为"提升领导力"，并请管理专家讲授领导和管理经验。

19. 双因素理论中，属于保健因素的是（ ）

    A. 员工的薪酬   B. 职业上能得到发展   C. 工作具有挑战性

    D. 负有较大的责任   E. 工作业绩得到认可

20. 干部为了提升自己在科室的影响力，应主要提升（ ）

    A. 权利性影响力   B. 非权力性影响力   C. 职位影响力

    D. 法定影响力   E. 资历影响力

（马雪琴）

书网融合……

重点回顾   微课   习题

第七章 控 制

导学情景

情景描述：患者，女性，64岁。因干咳无痰，左侧胸痛，食欲不振半年，经胸腔镜取肺组织活检，诊断为肺癌收住院。入院后进行静脉化学药物治疗，胸腔有积液，行胸腔闭式引流术，现患者神志清楚、精神差，恶病质、情绪低落、无陪护。

情景分析：根据该肺癌患者入院后情况，护士在为其进行护理时，根据医嘱与患者的实际情况制订护理计划，正确实施护理措施，为患者提供优质服务。为提高护理服务水平、保证护理服务质量，护士需严格遵循控制原则。

讨论：护士针对患者目前的情况进行护理，管理者控制的原则有哪些？

学前导语：控制是管理的重要职能之一，在管理的各项职能中起着主导作用，是每位护理管理者都面临的重要工作内容。因为不管计划多么完善，在实施后，外界环境是否与当初预期一致、护理人员能否按照计划拟定的方案去实施、步骤与计划锁定的目标是否符合，都要靠控制的职能来实现。在护理管理中，控制的功能主要为提高护理服务水平、降低服务成本、保证护理服务质量、合理分配组织资源、改进服务流程、提高护理人员素质、进行时间管理、提高工作效率等。所有的管理活动都与控制有关，但控制与管理是两个不同的概念。有人把控制和管理混同起来，认为管理就是控制，这种看法是不正确的。同其他管理职能相比较，控制具有不同的性质、内容和方法。

PPT

第一节 概 述

一、控制的概念

从管理学的角度定义，控制是管理者按照既定的计划和标准，监督检查工作的执行情况，规范组织行为，使其与组织计划、目标和预期的成效标准一致的系统行动过程。也是管理者对管理对象的工作绩效进行检测、衡量和评价，并针对出现的偏差及时采取相应纠正措施的活动过程。此概念主要包含3层含义：①控制是一个过程；②控制是通过衡量、监督、检查、评价和纠正偏差来实现的；③控制的目的是确保组织目标得以实现。

在护理管理活动中，控制是指护理管理者按照既定的计划和目标，对下属的各项工作进行监督检查，了解目前工作是否出现偏差。若有偏差，则组织相关人员分析原因，采取措施纠正，以确保组织目标的实现。在管理过程中，护理管理者能否及时发现现存的偏差，预测潜在的偏差，对改进措施的选择或计划的调整都具有非常重要的意义。例如，医院护理部为了保证护理质量，收集病房和护理管理人员工作情况的信息，并根据预定标准进行衡量、评价，然后发出相关指令，对下属进行干预，以纠正偏差。

👁 看一看

控制论的由来

系统论、信息论、控制论是控制的理论基础，控制是"控制论"中的术语。控制论是由美国数学家、生理学家诺伯特维纳于1948年创立的一门新兴的科学理论，是一门研究控制系统、实现控制职能的科学。在控制论中，控制的基础是信息反馈，一切信息的收集都是为了反馈，控制是为了改善或发展某个或某些受控对象的功能，通过信息反馈，加于该对象上的作用。控制论促进了自然科学和社会科学的紧密结合，目前，已被广泛地应用于众多学科领域。

总之，控制是对系统信息进行归类、分析、比较、判断进而执行的过程，是一个有组织、有反馈的动态过程。该过程深刻反映了系统的观点、有机整体的观点以及确定性与随机性辩证统一的观点。

二、控制的类型

控制按照不同的标准，可以划分为不同的类型。按照控制的手段，可以分为直接控制和间接控制；按照控制的方式，可以分为正式组织控制、群体控制和自我控制；按照实施控制的来源，可以分为内部控制和外部控制；按照控制的业务范围，可以分为技术控制、质量控制、资金控制、人力资源控制等；按照控制的时间，可以分为日常控制、定期控制；按照控制内容的覆盖面，可以分为专题控制、专项控制和全面控制；根据纠正偏差措施的作用环节不同，控制还可以分为前馈控制、过程控制和反馈控制。下面对前馈控制、过程控制和反馈控制做重点介绍。

1. 前馈控制 又称预先控制、事先控制。是计划实施前采取预防措施以防止问题的发生，而不是在实施中出现问题后的补救。管理人员常运用获取的最新信息并结合上一个控制循环找出的经验教训，反复对可能出现的结果进行认真预测，然后与计划进行比较，必要时进行调整计划或控制影响因素，以确保目标的实现。前馈控制面向未来，强调"防患于未然"，是管理人员在差错发生之前，运用行政手段对可能发生的差错进行纠正的措施。

前馈控制的工作重点是防止所使用的各种资源在质和量上产生偏差，是通过对人力、物力、财力等资源控制来实现的，在护理管理中称为基础质量控制，如急救物品的完好率、常规器械消毒灭菌合格率、护理人员招聘的素质要求、护理部制订规章制度及服务流程、护理部制订各种应急预案并经常组织护理人员演练等，均属于前馈控制。

2. 过程控制 又称同期控制、现场控制、环节质量控制。是指在计划执行的过程中，护理管理者通过现场监督检查、指导和控制下属人员的活动。对执行计划的各个环节质量进行控制，当发生偏差时立即采取纠正措施。如护理部主任查房时，发现治疗室清洁区和污染区划分不清；护士长巡视病房时，发现护士违反操作规程，都有责任立即予以纠正，并提出改进措施。

3. 反馈控制 又称事后控制、后馈控制、终末质量控制。这类控制作用发生在行动结束之后，主要将工作结果与控制标准相比较，对出现偏差进行纠正，防止偏差继续发展或再度发生。此类控制是一个不断提高的过程，其重点集中在终末结果上，作为未来行动的基础。如护理质量控制中，住院患者跌倒发生率、院内压疮发生率、住院患者身体约束率、护理差错事故发生次数等统计指标，都属于反馈控制指标。

✎ **练一练7**

某医院护理部对新上岗护士开展岗前培训，属于（ ）

A. 前馈控制　　　　B. 过程控制　　　　C. 反馈控制

D. 全程控制　　　　E. 现场控制

答案解析

三、控制的原则

控制工作必须针对具体任务，由控制者与受控对象按实际情况共同设计控制系统。例如，我国医院分级管理中的护理质量标准及指标要求，是根据当时全国医院的状况以及对护理工作的要求设计的，是以基础护理质量和医德医风建设方面的要求作为评审重点。要做好控制工作应遵循以下原则。

1. 目的性原则 控制系统的建立要反映计划所提出的要求，计划是实现控制工作的依据。确立控制标准和选择控制手段都要依据计划，控制过程的完成是使实际活动与计划活动相一致。不同的工作要按各自的计划要求设计控制系统。

2. 重点性原则 在控制工作中，应着重于对计划的完成具有关键性的问题。关键点的选择是一种管理艺术，如护理工作细致并且繁多，质量控制工作应选择对完成工作目标有重要意义的关键标准和指标，重点放在容易出现偏差或偏差造成危害很大的地方。

3. 及时性原则 控制的及时性体现在及时发现偏差和及时纠正偏差两个方面，其目的是减少时滞，避免更大的误差。及时收集信息和及时传递信息可以及时发现偏差，这样能及时掌握实时信息，提高控制时效。及时发现偏差是实施有效控制的第一步，如果仅仅停留在这个阶段，控制也不可能达到目的，只有通过适当的计划调整、组织安排、人员配备、现场指导等办法来纠正偏差，才能保证组织目标的实现。

4. 客观性原则 控制要客观，但控制活动是通过人来实现的，再好的管理者也难免受到主观因素的影响。因此，为了客观、准确地评价工作成果，需要相应的定量或定性标准进行控制，只有这样才能避免主观因素的干扰。同时，制订的标准要客观、准确、有效、适当，标准太高或不合理，起不到激励的作用；标准不准确，不能测量，控制工作会失效。因此，制订的标准应是可以测量和考核的。

5. 灵活性原则 在控制工作中，被控制的组织要机构健全、责任分明。正常控制按照计划目标去实现，当预订的计划出现失误或环境发生重大变化影响计划实施时，就需要管理者灵活地去控制。

四、控制的步骤 🅔微课

控制过程是通过信息流将控制主体与控制对象联系起来，即控制主体将外部作用转换为可直接作用于控制对象的形式，以校正控制对象脱离标准状态的偏差，从而实现维持系统稳定状态的控制过程。无论控制对象是什么，无论在什么组织中，控制的基本过程都包括 3 个关键步骤：确立标准、衡量绩效和纠正偏差。它们相互关联，缺一不可。

（一）确立标准

确立标准是控制的基础。标准是人们检查工作及其结果的测量单位或尺度，是衡量实际工作绩效的依据和准绳。制订标准首先是确定控制的对象，即体现目标特性及影响目标实现的要素。明确了控制对象，才能有的放矢地制订标准。

各种工作和各种组织都有其特殊性，要结合各自的特点制订专门的标准。标准的类型很多，如有形和无形标准（如心理护理）、定量和定性标准、实物和财务标准等。这些标准对计划目标的完成具有重要的意义。确立标准不仅要抓住关键点，而且该标准应尽量量化、便于考核。例如，护理文件书写合格率的标准值为 90% ~95%、压疮发生率为 0 等。实在量化不了的或不宜量化的，如无菌技术操作、对患者的服务态度、护士进行饮食宣教等，要提出便于操作的定性标准。

（二）衡量绩效

此阶段是为了确定实际工作绩效，是控制过程的衡量阶段，是控制过程中非常重要的一个环节。管理者首先需要收集必要的信息，然后将实际绩效与标准进行比较，确定执行的进度和出现的偏差是否在可以接受的范围内。收集实际工作绩效信息的方法有多种。

1. 个人观察　能提供关于实际工作的最直接和深入的第一手资料。可以包括非常广泛的内容，如护理人员技术操作过程、临床危重症患者护理效果、病房环境状况服务态度等。个人观察还可以获得表情、语调以及精神状态等常被忽略的信息。

2. 统计报告　现代计算机网络的广泛使用，使人们能够方便快捷地获取图表、统计数字、报告等信息。

3. 口头汇报　口头汇报、电话交谈是一种快捷的、有反馈的传达信息的方法，其缺点是不便于存档和重新使用。

4. 书面汇报　信息稍慢，但比口头汇报更正式、精确和全面，也容易分类存档和查找。

5. 召开会议　通过各部门主管会汇报工作及遇到的问题，不仅有助于管理者了解各部门工作情况，还有助于加强各部门间的沟通协作。

6. 抽样调查　可以从整批调查对象中抽取部分样本进行调查，从而反馈情况。

7. 通过现象推断　对于一些无法直接衡量的工作，可以通过某些现象来推断。

控制的目的不仅仅是衡量绩效，而是要达到预期的绩效，所以在控制过程中要预测可能出现的偏差，以便控制未来的绩效。获得偏差信息的根本途径就是建立长效的信息反馈系统，使反映实际工作情况的信息能被迅速收集，及时反馈给管理者，从而让纠偏措施的指令能迅速下达，对出现的问题进行及时处理。

（三）纠正偏差

实现控制最终还要靠采取措施纠正偏差来实现，这是控制的关键所在。管理人员对已获得的偏差信息进行分析，明确出现偏差的原因、责任机构和人员，采取行动，更正实际工作结果与标准之间的差异，使系统重新纳入预先制订的轨道，实现其原定目标。纠正偏差的措施一定要有针对性，使控制对象的行为（或结果）与标准、计划相符合。但纠正偏差不是简单地回到原来的计划中，它除了改进实际绩效，还包含对原计划和标准的修改和调整。修改就是修改原计划中的缺点、错误、不适合的目标或标准；调整就是根据外界环境发生变化的情况，适时地调整原计划，甚至重新制订计划，进行下一个管理循环。

五、控制的技术

（一）常用的控制方法

1. 预算控制　是组织中使用最为广泛和有效的控制手段，它通过制订各项工作的财务支出标准，对照该定量标准进行比较和衡量，并纠正偏差，以确保经营财务目标的实现。预算控制的优点表现在，它能够把整个组织内所有部门的活动用可以考核的数量化的方式表现出来，并能帮助管理者对组织的各项活动进行统筹安排，有效地协调各种资源。预算控制逐渐成为护理管理者的管理内容。

2. 目标控制　把总目标分解成不同层次的分目标，形成一个目标体系，并由此确定目标考核体系，将受控系统的执行情况与之进行对比，发现问题，及时采取纠偏措施。在目标控制中，受控系统的行动方案可以由自己根据系统当前所处的状态来决定，并根据环境的变化不断进行调整。在护理管理控制工作中，目标控制方法只需向护士输入目标信息，让他们明白自己努力的方向，而对于具体的行动方案，护士则有相当大的弹性，他们可以根据工作中的具体情况来决定，充分发挥主观能动性。

3. 质量控制　基础是各类质量标准。质量标准就是对产品、过程或服务质量特性的规定要求。质量控制是指为达到所规定的质量要求所采取的技术和活动。例如，各类护理工作质量管理标准、各种护理技术操作规范、各项规章制度以及各项质量检查标准等，都属于护理质量标准的范畴。护理质量控制就是让各项护理工作达到这些质量规定的标准，以满足广大服务对象的健康需求。

4. 组织文化与团体控制　组织文化是一个组织在长期发展过程中所形成的价值观、群体意识、道德规范、行为准则、特色、管理风格以及传统习惯的总和。团体控制指通过分享价值观、规范、行为标准、共同愿景和其他与组织文化相关的因素，对组织内个人和群体施加控制。组织文化和团体控制不是通过外部强制发挥作用的约束系统，而是通过护士内化价值观和规范，进而由这些价值观和规范约束指导他们的行为。如护士之歌、服务用语、院训，对新护士进行授帽、宣誓等仪式，均属于此种控制。

5. 进度控制　就是对生产和工作的进程在时间上进行控制，使各项生产和作业能够在时间上相互衔接，从而使工作能有节奏地进行。

（二）有效控制系统的特征

有效控制系统都具有一些相同的特征，主要体现在以下几方面。

1. 目的性　控制系统是针对具体任务，按实际情况由控制者与受控对象共同设计出来的。缺乏目的性，控制工作将陷入一团混乱。然而，不同的组织、不同的层次、不同的工作性质和不同的对象，控制目的可能会不同，甚至还可能相互矛盾。作为一名管理者，应该能够在众多的目标中，挑出一个或几个最关键、最能够反映工作本质和需求的目标，加以控制，以确保其实现。

2. 客观性　要求在控制工作中要实事求是，对组织实际情况及变化进行客观的了解和评价，而不是凭主观直觉办事。在控制工作中，管理者要尽可能建立客观的计量方法，将定性的内容具体化，使整个控制过程中所采取的技术方法和手段能正确反映组织运行的真实情况。另外，管理者要特别注意防范晕轮效应、首因效应、近因效应等心理反应对评价工作产生的负面影响，避免个人偏见和成见，从组织目标的角度来观察问题，全面了解、正确分析、客观评价。

3. 及时性　有效的控制系统必须提供及时的信息，及时改变管理者的注意力，防止未及时解决问题而对组织造成更严重的危害。例如，急救仪器损坏没有及时发现、对患者病情观察不及时等，都可能使患者错过了最佳的抢救时机。

4. 预防性 在制订计划和控制标准时，要以未来的发展为导向，要能够预测未来，预见计划执行过程中可能出现的问题，针对可能出现的偏差，预先采取防范措施，而不是等到问题出现，再主动寻求解决方法。例如，在护理管理过程中，制订完善的护理规章制度和护理技术操作规范，并督促护士要时时遵守等。

5. 员工认同 员工对控制系统的认同感越高，控制系统发挥推动和激励的作用就越明显。否则，控制系统会影响员工的士气，甚至使员工做出抵触、破坏控制系统的行为。

（三）开展控制工作的意义

控制是保证组织目标实现而采取的各种组织活动中不可缺少的关键性的管理职能，如果缺乏有效的控制，组织目标就难以达到。开展控制工作的意义主要体现在以下几个方面。

1. 在执行组织计划中起保障作用 计划是针对未来的，但环境和条件在不断变化。由于管理者自身素质、知识、能力等限制，制订的计划不可能完全准确、全面，计划在执行中可能发生未预料到的情况。控制可以依据计划的标准对执行情况进行监测，发生偏差时及时进行纠正，或者修订计划、目标，或者制订新的控制标准。

2. 在管理的各项职能中起关键作用 有效管理的基本职能构成一个相对封闭的循环。控制是管理职能循环中最后一环，它通过纠正偏差的行动，与计划、组织、领导职能紧密结合，使管理循环过程顺利进行。尽管计划可以制订出来，组织结构可调整得非常有效，员工的积极性可以调动起来，但这仍不能保证所有的活动都按计划执行，不能保证组织目标一定能实现。如果没有控制，就无法掌握组织的运行情况及成效。所以控制不仅可以维持其他职能的正确活动，而且在必要时可改变其他职能活动。

3. 可以使组织超越现状 通过控制，可以在计划完成任务和标准实现的基础上，发现问题，总结经验，制订出持续质量改进措施及更高的标准和目标，使组织超越现状，更加完美和卓越。

❓ 想一想

实施控制应注意哪些问题？

答案解析

PPT

第二节　控制在护理管理中的应用

一、护理成本管理

（一）护理成本管理相关概念

许多护理人员对常规护理工作非常了解，但对成本控制无所谓，也不关心，认为那是少数几个管理者的责任。其实不然，在医疗领域已经市场化的今天，护理成本的控制已经直接影响患者、医院、社会以及医护人员的切身利益。如果护理管理者不懂得成本控制，将影响医院的既定目标，对护理人员和患者都不利。因此，护理管理者必须具有成本意识，注重护理服务的合理测算，进行护理市场的有效开发，开展护理成本研究。

1. 成本　是指生产过程中所消耗的物化劳动和活劳动价值的货币表现。物化劳动是指物质资料的消耗；活劳动是指脑力和体力劳动的消耗。在医疗卫生领域，成本是指在提供医疗服务过程中所消耗的直接成本（材料费、人工费和设备费）和间接成本（管理费、教育训练经费和其他护理费用）的总和。

2. 护理成本　是指在给患者提供诊疗、监护、防治、基础护理技术及服务的过程中，物化劳动和活劳动消耗的货币价值。货币价值是指产出的劳动成果用货币表示其价值。

3. 标准护理成本　一般指在社会平均劳动生产率和生产规模的基础上，执行医疗护理服务应当实现的成本。它是作为控制成本开支、评价实际成本，衡量工作效率的依据和尺度的一种目标成本。分为基本的标准成本、理想的标准成本和现实的标准成本 3 类。

4. 成本控制　是指根据一定时期预先建立合理可行的成本管理目标，然后依照目标去执行，将执行效果与目标比较，针对差异较大的项目予以分析、检查和改进，使成本降低至最低。

5. 护理成本控制　是指按照既定的成本目标，对构成护理成本的一切耗费进行严格的计算、考核和监督，及时揭示偏差，并采取有效措施纠正偏差，使成本被限制在预定的目标范围之内的管理方法。

（二）护理成本管理的内容

护理成本管理包括 4 个方面。

1. 编制护理预算　将有限的资源适当地分配给预期的或计划中的各项活动。

2. 开展护理服务的成本核算　提高患者得到护理照顾的质量。

3. 进行护理成本 – 效益分析　计算护理投入成本与期望收益之比，帮助管理者判定医院花费所产生的利益是否大于基金的投资成本。

4. 开发应用护理管理信息系统　进行实时动态的成本检测与控制，利用有限的资源提供高质量的服务活动。

（三）护理成本的核算及控制

1. 护理成本核算的方法　主要有以下几种。

（1）项目法　是以护理项目为对象，归集费用与分配费用来核算成本的方法。制订计算护理项目成本可以为制订和调整护理收费标准提供可靠的依据，也可以为国家调整对医院的补贴提供可靠依据。但是项目法不能反映每一种疾病的护理成本，不能反映不同严重程度疾病的护理成本。

（2）床日成本核算法　是将护理费用包含在平均的床日成本中，护理成本与住院时间直接相关的一种成本核算方法。床日所包含的医疗服务内容虽有一定的差别，但一般常规性服务项目都包含在内。此法的缺陷是未考虑护理等级以及患者的特殊需求。

（3）患者分类法　是以患者分类系统为基础测算护理需求或工作量的成本核算方法。此法根据患者的病情程度判定护理需要，计算护理点数及护理时数，确定护理成本和收费标准。患者分类法通常包括 2 种：①原型分类，如我国医院采用的分级护理就是原型分类法；②因素型分类，根据患者需要及护理过程，将护理成本内容分为 32 项，包括基本需要、患者病情评估、基本护理及治疗需求、饮食与排便、清洁翻身活动等 6 大类。

（4）相对严重测算法　是将患者的病情严重程度与护理资源的利用情况相联系的成本核算方法，如 TISS 用于 ICU 患者的成本核算。

（5）病种分类法　是以病种为成本计算对象，归集与分配费用，计算出每一病种所需要护理照顾成本的方法。按病种服务收费是将全部的病种按诊断、手术项目、住院时间、并发症和患者的年龄、性别分成 467 个病种组，对同一病种组的任何患者，无论实际住院费用是多少，均按统一的标准对医院补偿。

（6）综合法 是指结合患者分类法及病种分类法，应用计算机技术建立相应护理需求的标准并实施护理，来决定某组患者的护理成本，也称计算机辅助法。

2. 护理成本控制的程序 成本控制是现代成本管理工作的重要环节，是落实成本目标、实现成本计划的有力保证。成本控制一般包括以下程序。

（1）根据定额制订成本标准 成本标准是对各项费用开支和资源消耗规定的数量界限，是成本控制和成本考核的依据。没有这个标准，也就无法进行成本控制。成本标准也是制订各项降低成本的技术措施的依据。

（2）执行标准 即对成本的形成过程进行计算和监督。根据成本指标，审核各项费用开支和各种资源的消耗，实施降低成本的技术措施，保证成本计划的实现。

（3）确定差异 核算实际消耗脱离成本指标的差异，分析成本发生差异的程度和性质，确定造成差异的原因和责任归属。

（4）消除差异 组织护理人员挖掘增产节约的潜力，提出降低成本的新措施或修订成本标准的建议。

3. 降低护理成本的方法

（1）科学配置、合理安排 应做到科学编排、合理排班。根据年度患者护理级别平均数、工作总量，适当考虑人员进修、培训、产假等因素，分析并确定所需护理人员的编制，避免人浮于事，可以减少直接成本中工资、补助工资、福利费、公务费开支等。结合各班次人员的业务技术水平、工作能力进行搭配，以提高工作效率，保证工作质量，使各班工作紧密衔接，促使护理成本产生高效、低耗的效果，从而达到提高效益的目的。

（2）减少库存 建立请领、定期清点、使用登记、交接制度，实行零库存，严格控制直接服务所用药品、医用材料、各种低值易耗品的丢失、过期、损坏等。对仪器设备做到专管共用、定期检查和维修。

（3）实行零缺陷管理 提倡一次把事情做对、做好，减少护理缺陷、差错、事故的发生，防范护患纠纷，这是控制成本最经济的途径。

二、护理风险管理

护理风险管理是对患者、医护人员、医疗护理技术、药物、环境、设备、程序等不安全因素采用护理风险管理程序的方法，识别、评估，并采取有效措施控制的过程。目的是减少护理风险事件的发生，降低风险对患者和医院的危害及经济损失，以保障患者和医务人员的安全。

（一）护理风险管理相关概念

1. 风险 是遭受损害的可能性。风险包括经济、法律、人身风险等。

2. 护理风险 是患者在接受医疗护理过程中，由于风险因素直接或间接的影响导致可能发生的一切不安全事件。护理风险具有风险水平高、不确定性、复杂性及后果严重等特征。可控的护理质量缺陷以预防为主。

3. 护理安全 是在实施护理活动的全过程中，患者不发生法律、规章制度允许范围以外的心理、机体结构或功能上的损害、障碍、缺陷或死亡。

（二）护理风险管理的影响因素

1. 患方因素

（1）主观因素 患者及其家属的故意行为。

（2）客观因素 主要是指患者所患疾病的危险性、复杂性和医疗护理技术难度等医疗护理风险概率的客观因素。因疾病的自然过程或发展，导致不幸的情况发生而进行的治疗并不都能治愈疾病，治疗的成功率也会因人而异。

2. 医方因素

（1）责任意识 职工的职业道德、安全教育工作薄弱，医务人员因责任意识不强发生医疗事故，不仅直接构成不安全，其后果也更为严重。例如，患者说："快点呀，疼死了。"医生说："喊什么喊，放心，死不了。"

（2）医疗护理技术 是指医务人员因医疗护理技术水平低下、经验不足或相互配合不协调，直接或间接危害患者的健康甚至生命。

3. 药物性因素 是指错误用药、无效用药、药物配伍不当或使用有质量问题的药物所致的患者病程延长，出现药物不良反应或造成药源性疾病，甚至危害患者的生命。

4. 沟通不畅 主要是指因医务人员的言语行为不当或过失，给患者造成不安全感和不安全的结果。其中医患双方的沟通不畅最容易构成不安全因素，其不安全程度也较为严重。

5. 医疗设备、器械因素 是指因医疗设备、器械因素影响医疗护理技术的有效发挥，而延误患者的诊断、治疗、抢救。例如，医疗设备种类不全、性能不良、规格不配套，医疗物资供应不及时、数量不足、质量低劣，都会降低技术能力，影响医疗护理效果，有的甚至危害患者机体。

6. 卫生学因素 是指医院内感染、环境污染（包括废弃物、剧毒药物、消毒制剂、化学试剂、放射线污染等）等已知和未知因素，导致患者和医务人员的身心健康受到损害。

7. 组织管理因素 是指组织领导、人力资源管理、安全保障制度等方面的因素，直接或间接地给患者、医务人员的健康造成损害。例如，规章制度不健全或不落实、业务技术培训滞后、人力资源不足、物资管理不善等。

（三）护理风险管理的基本要素

风险无处不在，因此，可能发生护理风险的环节都应成为护理风险管理的基本要素。由于护理风险管理是一个开放系统，动态地与所处环境发生相互作用，在这个开放系统、动态的环境中，医院领导层、科室管理层、护理人员自我管理、患者自我管理 4 个层面是进行护理风险管理的基本要素，各个层面应明确各自的职责和主要任务。护理风险管理基本要素之间构成一定的相互关系，形成特定的关系构架（图 7 - 1）。

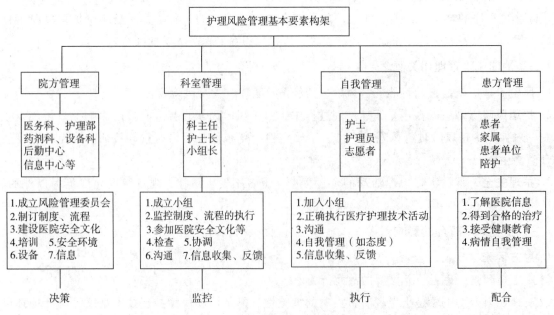

图 7 - 1 护理风险管理基本要素构架

护理风险管理涉及多个部门或科室，从医院领导到护士多个岗位，每个因素都是双重或多重角色，角色不同，承担的主要任务也不同。在护理风险管理的过程中，护理部主任、护士长、护士、患者都会进行沟通，但是沟通的内容、方式和目的因为角色的不同而不一样。临床护理工作中，注意以下几个方面的内容，可以有效减少风险的发生。

1. 同情 护理人员对患者、同事乃至自己都应有同情心。但在表达对患者的同情时，一定要注意对患者提出的问题不能轻易表态，尤其是当患者在抱怨其他护理人员或工作人员的过失时，表态应在全部事实弄清楚之后，仓促的表态可能导致不公平，表态还有可能被推到"诽谤罪"的被告席上。

2. 交流 除了与患者及家属交流外，护理人员还应与医生及其他有关人员进行充分交流。例如，经常开展护理计划、护理措施的讨论；经常复习护理记录及医疗记录；定时核对医嘱，确保医嘱及时、正确执行等，这是减少差错的重要方法。

3. 能力 过硬的护理业务能力和沟通交流能力，是护理人员赢得患者及其他相关人员尊重的主要因素。例如，面对急诊患者时，能迅速有效地协助医生做出正确的处理，这样护士不仅能赢得医生的认可，更能获得患者的信任。

4. 记录 随着时间的推移，记忆总会淡忘，而记录存留时间长，在需要时可以充当活动的见证。需要注意的是，记录应该及时、精确、清楚、连续、完整和有目的性，不应随便改动。表格化的记录具有规范、完全和省时的特点，应尽可能地使记录表格化。

（四）护理风险管理的基本步骤

1. 护理风险的识别 是对潜在的和客观存在的各种护理风险进行系统、连续的识别和归类，分析产生护理风险事件原因的过程。常用的护理风险识别方法有以下几种。

（1）通过对常年积累的资料及数据进行回顾性研究，分析和明确各类风险事件的发生部门、环节与人员。

（2）应用工作流程图，包括综合流程图及高风险部分的详细流程图，了解总体的医疗护理风险分布情况，全面综合地分析各个环节的风险。

（3）通过设计专用调查表调查重点人员及关键的环节，以掌握可能发生风险事件的信息。

2. 护理风险的衡量与评估 是在风险识别的基础上进行的。即在明确可能出现的风险后，对风险发生的可能性、可能造成损失的严重性进行评估，对护理风险进行定性的分析和描述，并对风险危险程度进行排序，确定危险等级，为采取相应风险预防管理的对策提供依据。例如，使用护理风险评估单、应用住院患者护理风险评估预警系统等。

3. 护理风险的控制 是护理风险管理的核心，是针对经过风险的识别衡量和评估之后的风险问题所应采取的相应措施，主要包括风险预防和风险处置2个方面。

（1）**风险预防** 在风险识别和评估的基础上，对风险事件出现前采取的防范措施，例如长期进行风险教育、举办医疗纠纷及医疗事故防范专题讲座、手术患者安全核查表的执行等。

（2）**风险处置** 包括风险滞留和风险转移2种方式。

1）**风险滞留** 是将风险损伤的承担责任保留在医院内部，由医院自身承担风险。例如建立医患纠纷沟通部门。

2）**风险转移** 是将风险责任转移给其他机构。例如第三方调解机构。最常见的风险控制方式是购买医疗责任保险，将风险转移至保险公司。

4. 护理风险管理效果评价 是对风险管理手段的效益性和适用性进行分析、检查、评估和修正。例如通过对调查问卷、护理质控检查、理论考试等方法获得的数据进行分析和总结，评价风险控制方案及效果，以完善控制建设，进一步提高风险处理的能力，并为下一个风险循环管理周期提供依据。

❤ 护爱生命

　　某日晚上，急诊科室里来了一对夫妻，妻子腹痛得厉害，醉醺醺的丈夫要求护士立即给妻子打止痛针。护士在预诊时发现患者面色苍白，仔细询问病史和初步检查后，判定可能是脾破裂内出血。护士立即把患者送入抢救室，迅速抽血配血，建立静脉通道，输入平衡盐液。男子不停地催促护士给患者立即打止痛针。护士耐心地解释，在未弄清楚腹痛的原因前不能用镇痛剂，以免掩盖病情。男子不但不听，反而朝着护士破口大骂，经其他人劝解无效，仍然坚持。护士想到患者可能发生的危险，看着自己的工作服，任由眼泪流湿了厚厚的口罩，没有理会男子，继续抢救患者。B超检查结果证实了护士的判断，需要立即手术。由于发现及时，抗休克措施得力，第二天患者就脱离了危险。事后男子非常自责，专程向护士道歉，护士再次流泪了。虽然有一时的委屈和误解，但看到患者康复的身影，护士觉得无怨无悔。

　　在临床护理工作中，护理人员要做好护理风险管理，用扎实的理论基础、娴熟的操作技能、良好的人际沟通来正确应对各种状况，减少护理风险事件的发生，踏着前辈的征途继续前进，为健康中国贡献自己的力量。

目标检测

答案解析

1. 开展护理差错案例讨论，避免类似事件再发生。属于（　　）

　　A. 前馈控制　　　　B. 过程控制　　　　C. 反馈控制　　　　D. 全程控制　　　　E. 环节质量控制

2. 静脉输液过程中要加强巡视。属于（　　）

　　A. 前馈控制　　　　B. 过程控制　　　　C. 反馈控制　　　　D. 全程控制　　　　E. 预先控制

3. 控制的 3 个基本步骤是（　　）

　　A. 制订计划—实施计划—检查计划　　　　　　B. 确立标准—落实标准—检查标准

　　C. 确立标准—衡量绩效—纠正偏差　　　　　　D. 确定规范—落实规范—纠正偏差

　　E. 制订计划—实施过程—评价计划

4. 下列不属于控制原则的是（　　）

　　A. 目的性原则　　　　　　　　B. 客观性原则　　　　　　　　C. 全面性原则

　　D. 重点性原则　　　　　　　　E. 及时性原则

5. "控制论"是由美国学者（　　）创立的一门科学理论

　　A. 诺伯特维纳　　　　B. 泰勒　　　　C. 法约尔　　　　D. 梅奥　　　　E. 西蒙

6. 护理质量控制中压疮的发生率、基础护理合格率、护理差错事故发生次数等统计指标，均属于（　　）

　　A. 反馈控制　　　　　　　　B. 过程控制　　　　　　　　C. 预先控制

　　D. 环节质量控制　　　　　　E. 全程控制

7. 以下不属于成本控制程序的是（　　）

　　A. 根据定额制订成本标准　　　　　　B. 执行标准　　　　　　C. 确定差异

　　D. 核算成本　　　　　　　　　　　　E. 消除差异

8. 运用获取的最新信息并结合上一个控制循环找出经验教训，反复对可能出现的结果进行认真预测，然后与计划进行比较，必要时进行调整计划或控制影响因素，以确保目标的实现。属于（　　）

  A. 同期控制　　　　B. 过程控制　　　　C. 反馈控制　　　　D. 事后控制　　　　E. 前馈控制

9. "控制论"是由美国学者诸伯特维纳在（　　）创立的一门科学理论

  A. 1947 年　　　　B. 1948 年　　　　C. 1949 年　　　　D. 1958 年　　　　E. 1959 年

10. 注重对已发生的错误进行检查并督促改进。属于（　　）

  A. 事前控制　　　　B. 过程控制　　　　C. 事后控制　　　　D. 直接控制　　　　E. 全程控制

11. 在招收护士的过程中，某三甲医院只招收有护士执业证书并且身体健康的护士作为新员工，以预防在岗护士因无资质或疾病导致的生产力低下和不必要的损失。属于（　　）

  A. 前馈控制　　　　B. 过程控制　　　　C. 结果控制　　　　D. 成本控制　　　　E. 直接控制

12. 衡量控制绩效的前提是（　　）

  A. 确定适宜的衡量工作方式　　　　　　　　　　B. 建立有效的信息反馈系统

  C. 检查标准的客观性和有效性　　　　　　　　　D. 评价偏差及严重程度

  E. 检查标准的全面性

13. 个人观察、统计报告、口头汇报、书面汇报等，属于控制过程中（　　）

  A. 纠正偏差　　　　　　　　　B. 衡量绩效　　　　　　　　　C. 确立标准

  D. 发现偏差　　　　　　　　　E. 不属于控制过程中的任何一项

14. 以下不属于护理成本核算方法的是（　　）

  A. 项目法　　　　B. 患者分类法　　　C. 病种分类法　　　D. 对比法　　　E. 综合法

15. 关于控制的说法，错误的是（　　）

  A. 管理者对管理对象工作绩效进行检测

  B. 及时发现潜在的问题

  C. 是系统信息进行归类、分析、比较、判断进而执行的过程

  D. 是按预定目标调节的动态过程

  E. 是一个过程

16. 对于病房护士长来说，最有效的监督方法是（　　）

  A. 直接观察　　　　　　　　　B. 听取汇报　　　　　　　　　C. 指派专人监督

  D. 护士相互监督　　　　　　　E. 护士个人检查

17. 关于护理成本控制的描述，错误的是（　　）

  A. 护理成本控制是按照既定的成本目标

  B. 对构成成本的一切耗费进行严格的计算、考核和监督，及时揭示偏差

  C. 是采取有效措施纠正不利差异，发展有利差异，使成本被限制在预定的目标范围之内的管理方法

  D. 是现代成本管理工作的重要环节，是落实成本目标、实现成本计划的有力保证

  E. 以上都不对

18. 关于降低护理成本途径的描述，错误的是（　　）

  A. 根据年度患者护理级别平均数、工作总量，适当考虑人员进修、培训、产假等因素，分析并确定所需护理人员的编制

  B. 避免人浮于事，可以减少直接成本中工资、补助工资、福利费、公务费开支等

C. 结合各班次人员的业务技术水平、工作能力进行搭配，以提高工作效率

D. 保证工作质量，使各班工作紧密衔接，促使护理成本产生高效、低耗的效果，从而达到提高效益的目的

E. 尽可能控制直接服务所用药品、医用材料、各种低值易耗品的丢失、过期、损坏等浪费现象发生

19. 以下不属于护理风险相关因素的是（ ）

    A. 患者家属在病房内故意吸烟   B. 医务人员与患者沟通不畅

    C. 医生错误用药   D. 医院放射线污染

    E. 以上都不对

20. 护士小齐打算为患者输血，发现输血袋有破损、漏血现象，她立即同血库联系退还事宜。属于（ ）

    A. 预先控制   B. 现场控制   C. 结果控制   D. 直接控制   E. 生产控制

（郭　云）

书网融合……

 重点回顾   微课   习题

第八章 护理质量管理

导学情景

情景描述：某医院护理部频频接到患者投诉，称护士态度恶劣，只忙于做事，与患者沟通甚少，对患者的求助也处理不及时。原来该医院为减少人员成本，护士编制不足，而患者数量却在增加，护士每日上班都在小跑奔波，事情都做不完，哪有时间与患者沟通。同时，该医院也在要求不断提高护理质量，让护士更新知识，护士经常面临"三天一小考，一周一大考"，再加上护理部不定时的查房，让护士身心疲惫，导致心情烦躁，对患者也没好气。

情景分析：该医院为追求效益，减少了护士编制，导致护士每日忙于奔波，无力保证护理质量。而该医院的护理质量管理也过于简单粗暴，过于依赖增加考试和检查频次，使护士更加苦不堪言，结果必然适得其反。

讨论：如果你是该医院的护理部主任，会如何进行护理质量管理？

学前导语：护理质量管理围绕护理质量的规划和协调，是保证护理工作达到规定标准和满足患者需求的活动。管理的最高境界，就是自己管自己。护理质量管理不是护理管理者的专利，每位护理工作者都可以运用护理质量管理的理论去解决临床工作中的问题，是护士在实际工作中不可或缺的基本能力，更是护士自我提升、发展的重要阶梯。

PPT

第一节 概 述

一、质量管理概述

（一）基本概念

1. 质量 又称品质，是产品或服务的优劣程度。国际标准化组织（ISO）将质量定义为"产品或作业所具有的、能用以鉴别其是否合乎规定要求的一切特性或性能"。质量的定义常分为 3 个层次，即规定质量、要求质量和魅力质量。

（1）规定质量　指产品或服务达到预定的标准。

（2）要求质量　指产品或服务满足了顾客的要求。

（3）魅力质量　指产品或服务超出了顾客的期望值。

2. 质量管理　是指在质量方面指挥和控制组织的协调活动。活动包括质量策划、质量控制、质量保证和持续质量改进。

（1）质量策划　是确定质量目标和要求，并规定必要的工作过程和相关资源，以实现质量目标的活动过程，一般由高层管理者负责。

（2）质量控制　是指为保证产品或服务达到质量标准，对影响质量的各个环节所采取的贯穿整个活动过程的监控和纠偏活动，是质量保证的基础。

（3）质量保证　是确保产品或服务符合质量要求和消费者利益，为向服务对象表明组织能够满足其质量要求的有计划、有系统的活动过程。

（4）持续质量改进　是提升产品或服务对服务对象质量要求的满意度所开展的质量改进的循环活动。

（二）发展过程

质量管理的发展大致经历了 3 个阶段。

1. 质量检验阶段　是产品或服务完成以后，对产品或服务进行的检验，属于事后检验的质量管理方式。包括：①20 世纪前"操作者质量管理"，即产品质量主要依靠操作者本人的技艺水平和经验来保证；②20 世纪初"工长的质量管理"，出现了以泰勒为代表的科学管理理论；③"检验员的质量管理"，企业设置专门的检验部门，对产品或服务质量进行检测，此时，各种检验工具和检验技术也随之得到发展，为现代的质量管理奠定了基础。

2. 统计质量控制阶段　1924 年，美国数理统计学家休哈特首次提出运用数理统计的原理在生产过程中控制产品质量，与此同时，美国贝尔研究所提出运用抽样检验解决质量问题的概念及其实施方案。以数理统计理论为基础的统计质量控制在第二次世界大战期间得到推广。

3. 全面质量管理（TQM）阶段　美国通用公司质量控制主管费根堡姆和质量管理专家朱兰于 1961 年提出"全面质量管理"概念，开创了质量管理的新时代。全面质量管理以满足客户需求和提供优质服务为目的，以组织全员参加为基础，以先进管理方法为手段，全面控制生产过程和相关因素，最大限度地提高质量。1994 年，ISO 将其定义为"一个组织以质量为中心，以全员参与为基础，通过让顾客满意和本组织所有成员及社会受益的管理途径"。全面质量管理的含义包括：①强烈地关注顾客，"顾客"包括服务对象和内部员工；②持续改进；③全面改进；④采用数量统计精确地度量每一个关键环节；⑤全员参与。

二、护理质量管理概述

（一）基本概念

护理质量是护士为患者提供护理技术服务和生活服务的效果、优劣程度。它既要满足护理服务标准要求，又要满足患者的生理、心理和社会需求，是衡量护理人员素质、护理管理水平、护理业务能力的重要标志。

护理质量管理是按照护理质量形成的过程和规律，对构成护理质量的各要素进行计划、组织、指挥、控制和协调，以保证护理工作达到规定的标准和满足服务对象需求的活动。

护理质量是衡量医院服务质量的重要指标之一，直接或者间接地影响医疗品质、社会形象和经济效益。科学把握护理质量管理，确保护理质量稳步提升，提高患者满意度，是护理管理的根本目的。

（二）基本任务

1. 建立质量管理体系 明确每一个护理人员在质量管理中的任务、职责与权限，有利于促进各部门、各层级护理人员之间的工作协调与配合，提高护理质量管理效率与效果。医院护理质量管理体系常包括医院护理质量管委会、护理部→科护士长→病区护士长→护士长构成的护理质控网、科室自主质量管理小组等。

2. 开展质量教育 质量教育是质量管理中一项重要的基础工作，旨在不断提高护理人员的质量意识。通过解读质量标准、分析不良事件等方式，使护理人员认识到自身在提高护理质量工作中的责任和价值，明确不良事件的原因及整改方向，自觉地参与护理质量管理，提高技术水平与质量管理水平，提高整体护理工作质量。

3. 制订和更新护理质量标准 护理质量管理必须先确定质量标准，有了标准，管理才有依据。护理质量标准是护理管理的基础，是衡量护理工作优劣程度的依据。护理质量标准包括要素质量标准、过程质量标准和结果质量标准，分别对人员结构与制度流程、护理服务过程以及护理效果制订的相应的质量标准。护理管理者应根据护理工作的内容、流程、安全性，护理人员的特点，患者的需求等方面制订护理人员的工作准则、程序和评价标准，并根据临床实际需要和知识技能的更新，不断对标准进行完善，以保证护理质量标准更加科学、先进、合理和实用。

4. 进行全面质量控制 对护理质量进行整体把控，依据护理质量标准，对影响护理质量的各个要素、各个环节进行全面、全程的质量控制，包括护理人员、护理技术、护理物资设备等。

5. 持续质量改进 是质量管理的灵魂，通过持续、渐进改革，提高满足患者需求能力的过程管理，是在全面质量管理基础上发展起来的。工作中树立不断改进、精益求精的工匠精神，通过临床实践中发现问题，解决问题，更新护理质量标准，进而推动医疗护理发展，满足人们不断提高的健康、生存质量要求。

👁 看一看

循证护理源于循证医学

循证护理是护理人员在实施护理实践过程中，审慎、明确、明智地将最佳科研结论与临床经验、患者意愿相结合，获取证据，作为临床护理决策依据的过程。循证护理的实施过程是"发现问题→寻找最佳证据→结合患者意愿→解决问题"。循证护理的方法也是护理质量持续改进的科学方法。

（三）基本原则

1. 以患者为中心原则 患者是护理工作的服务对象，是一切护理质量管理的出发点和落脚点。无论是护理质量标准的制订、优化，工作流程的设计，还是临床日常护理工作的开展，都必须围绕以患者为中心展开。尊重患者权利，满足患者合理需求，为患者提供最优护理。

2. 领导作用原则 领导是护理质量管理的执行者，是护理质量的决策者和监督者。领导通过引导、鼓励和影响组织中的每一个护理工作者，明确个体或组织在实现护理质量目标中的责任与义务，保证护理质量管理活动的有效开展。

3. 全员参与原则 护理质量管理不仅需要领导正确的引领,更需要全体护理人员的共同参与。护理服务的每个环节和过程都是护士辛勤劳动的结果,临床一线护理人员的行为和态度直接决定着护理质量,因此,护理管理者必须重视全员的作用,对护理人员进行培训和引导,增强质量意识,充分激发全体护理人员的主观能动性和创造性,引导他们自觉参与到护理质量管理工作中,不断提高护理质量。

4. 预防为主原则 由于护理服务对象和护理工作的特殊性,对护士工作的容错率低,因此,护理质量管理要树立"将错误扼杀在萌芽状态"的观念。要对潜藏在形成护理质量的要素、过程和结果中的风险进行识别,采取预防措施,减少护理质量缺陷的发生。

5. 基于事实的决策方法原则 是指护理管理者在做出决策时要有事实依据,不能仅凭经验和感觉。有效的决策必须建立在对足量的数据和信息进行科学分析的基础上,通过统计学分析,寻找内在规律,比较质量方案的优劣,再结合临床管理经验进行判断,最终做出质量管理决策。

6. 持续改进原则 护理服务没有最好,只有更好。提高护理质量,优化护理服务,是一项不断攀升、永不停歇的循环过程。随着人们健康和生存质量的提升,各层级护理人员,特别是管理层护士,必须树立追求卓越的质量意识,持续改进护理服务质量。

(四)基本方法

护理质量管理的目标为提高患者的生命质量和生活质量。护理质量管理在结合国情的基础上,借鉴国外经验,探索以服务对象的需求为导向,更加注重预防质量问题发生的护理质量管理方法。

1. PDCA循环管理法 20世纪50年代初,美国著名质量管理专家爱德华·戴明博士首次提出质量管理应遵循"PDCA"循环程序,即按照计划(Plan)、执行(Do)、检查(Check)、处理(Action)4个阶段进行质量管理,并不断循环往复下去,不断发现问题、分析问题、解决问题,称为"PDCA循环管理法",又称"戴明循环"或"戴明环"。PDCA循环法是质量管理的基本方法,已广泛应用于临床医疗和护理的各项工作中。 🅔微课

(1)PDCA循环管理的步骤 PDCA循环周而复始,每次循环都是一次上升,每次循环都要经历4个阶段,8个步骤(图8-1)。

1)计划阶段 又称P阶段,是分析查找质量问题和影响因素,并制订改进计划的过程。分为4个步骤:第一步,调查分析质量现状,找出存在的质量问题;第二步,分析影响质量问题的原因,找出影响因素;第三步,分析影响质量问题的主要因素;第四步,针对主要影响因素,制订改进行动计划,并预测实际效果。计划应具体而明确,包含"5W1H"的内容,即为什么做(Why),做什么(What),谁来做(Who),何时做(When),何地做(Where),如何做(How)。

2)实施阶段 又称D阶段,是PDCA循环的第五步,按照预定的质量改进计划,组织相关人员落实改进措施。

3)检查阶段 又称C阶段,是PDCA循环的第六步,进行质量检查,将实际工作效果与预期目标进行对比分析,查找执行过程中的新问题并进行纠正。此阶段应注意检查的全面性,细化到每一个阶段性的实施结果。

4)处理阶段 又称A阶段,是对检查结果进行分析、评价和总结的过程。分为2个步骤:①总结经验教训,将成功的经验纳入标准和规范,总结记录失败的教训,采取预防措施;②将这次循环中没能解决的问题和新发现的问题,转入下一个循环中去解决。

(2)PDCA循环管理的特点

1)系统性 PDCA作为一个科学的工作程序,4个阶段的工作紧密衔接,周而复始地循环,形成

一个完整性、统一性和连续性的循环系统。任何一个环节的缺失，都会影响预期效果，如计划制订后无人实施，变成空谈；实施计划后，无人检查，最后不了了之；总结经验后，未解决和新发现的问题未纳入下一个循环，工作质量就难再提高等。

2）关联性　PDCA 广泛应用于护理管理工作的各个环节。整个医院护理大系统按照 PDCA 循环开展质量管理，形成大循环，各科室、护理单元、工作环节也各自形成 PDCA 工作小循环。从循环过程看，每个循环彼此联系，相互作用，大循环是小循环的依据，小循环是大循环的基础。通过 PDCA 循环把护理上下各部门之间的工作有机组织起来，彼此协调，相互促进，共同推动护理质量的提高（图 8－2）。

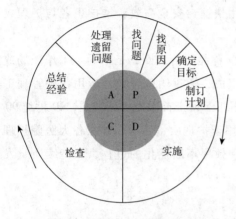

图 8－1　PDCA 循环管理的步骤

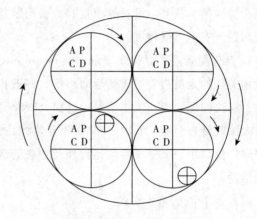

图 8－2　PDCA 循环的关联性

3）递进性　PDCA 循环不是简单的、周而复始的原地打转，而是呈阶梯上升式循环。每次循环都能解决一些问题，使质量水平和管理水平提高一步，然后又会在更高的基础上开始新的循环，周而复始，推动护理质量呈阶梯式上升（图 8－3）。

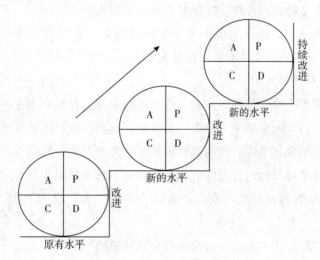

图 8－3　PDCA 循环的递进性

（3）PDCA 循环管理的常用工具　PDCA 循环各个阶段的工作中都要用到数理统计，常用统计学图表等工具来协助管理者发现问题、分析问题和解决问题。常用的有统计分析表、直方图、鱼骨图、排列图和控制图等。

2. 6S 现场管理法　是 5S 的升级版，兴起于日本，是一种以现场管理为基础的质量管理方法，通过创造和保持一种干净的工作环境，提升员工的工作精神，增强员工的责任感，规范工作行为，减少工作失误，从而提高工作质量。因其 6 个步骤的日语罗马拼音都以"S"为开头，故称为"6S 现场管理"。具体如下。

（1）整理　整理工作场所所有物品，区别必要和不必要的，去除不必要的，腾出空间，防止误用。

（2）整顿　将必要的物品进行分类，科学布局，合理放置，标识清晰，取用便捷。

（3）清扫　清扫垃圾，保持环境整洁明亮，减少污垢对物品的损害。

（4）清洁　将整理、整顿、清扫常态化、标准化、制度化，并保持常态化。

（5）素养　每位员工都养成好习惯，遵守规则保持良好的秩序。这是 6S 管理法最关键的一项。

（6）安全　是要创造一个零故障、无意外发生的工作环境。对于临床护理工作来讲，就是要确保抢救相关物品、药品、设备处于良好的备用状态，物品取用快捷、安全高效，维护患者与护理人员的生命和财产安全不受侵害。

3. 品管圈活动　品管圈（quality control circle，QCC）又称品质管理圈，是指同一工作现场或工作性质相关联的人员自发组成的活动小组，一般由 5 ~ 12 人组成，通过团队合作，运用各种管理工具和方法，解决问题，提高工作质量的过程。1962 年，日本的石川馨博士首次提出品管圈，20 世纪 90 年代被引入医院管理领域，我国于 1993 年开始将品管圈活动应用于护理质量管理，并在各大医院护理过程中得到广泛应用。品管圈活动是护理及护理管理服务质量和效率不断优化的过程，是持续质量发展的一个活动。

（1）品管圈的基本要素

1）成员　首先推选出圈长作为全体圈员的代表，领导圈员参与活动，然后可邀请高资历的专家作为辅导员，对圈活动计划给予指导。

2）圈名　由圈员共同商量决定。

3）圈徽　根据选定的圈名，进行圈徽的设计，并说明圈徽的意义。

4）圈会　圈长应注意主持会议技巧，把握有效开会的原则。

5）成果　通过品管圈活动，收获很多有形和无形的成果。有形成果指一般容易用数量表示的成果，如满意度、拔管次数等；无形成果不易用数量表示，一般指成员们的个人成长与收获。

（2）品管圈的活动步骤

1）主题选定　通过集思广益、投票等方式，选定活动主题，并说明主题的效益与价值。

2）拟定活动计划　按照 PDCA 的 4 个步骤拟定活动计划书，并对活动进度进行控制。

3）现状把握　归纳总结现行工作，现场观察现状与标准的差距，数据整理，找出重点。

4）目标设定　要注意考虑目标的可行性、圈员的能力、活动期限和目标可评价性等因素。

5）解析　分析所有可能造成问题的原因，包括"要因"和"真因"，描述因果关系，找出主要原因。

6）对策拟定　拟定对策应为永久对策，而不是应急临时的对策。

7）对策实施与检讨　实施过程应由专人指导并详细记录，发现问题及时纠偏。

8）效果确认　成果总结阶段可用柏拉图、柱状图或推移图来直观表示有形成果；无形成果的效果确认可用文字表述，或用更加直观的雷达图评价法表示。

9）标准化　若本次活动取得了积极的成效，应将改进对策进行标准化，纳入工作程序，并加以落实。

10）检讨与改进　追踪本次标准化的后续执行情况，是否维持预计效果，并将查找工作中的其他问题，列出下期圈活动主题。

4. 临床路径 是针对某一疾病制订的标准化诊疗护理工作模式，起到规范医护行为、降低成本、提高医护质量的作用。这也是一种新的医疗护理质量管理方法。

传统的医疗护理过程中，不同地区、不同医院、不同的治疗组或医师针对某一疾病可能采用不同的治疗方案。临床路径则针对该病种，制订了一套以时间为顺序的、详细具体的"医疗服务计划书"，患者从入院到出院，要按照计划逐一接受相应的治疗护理，使医护工作朝着标准化的方向发展。该方法被证实可以缩短患者住院天数，节约护理成本，又可达到预期的治疗效果。我国于1998年引入这一管理模式。

临床路径的实施过程是按照PDCA循环模式进行的，包括以下4个阶段。

（1）前期准备 包括组建临床路径实施小组、收集分析患者信息等。

（2）制订临床路径 根据患者病情与经济能力、医院与医护人员特长，通过专家制订、循证或数据分析等方法，研究制订形成具体的临床路径计划书，分为医疗、护理和患者3个版本，内容大致相同，但各有侧重。

（3）实施临床路径 按照既定的计划书落实各项治疗护理措施。

（4）测评与持续改进 测评内容应包括住院天数、医护成本、预后效果、患者满意度、工作人员满意度、患者并发症及再住院率等。每次实施临床路径后，对实施过程中存在的问题进行总结，改进后的内容纳入该病种的临床路径中，不断完善路径内容。

对护理工作来讲，临床路径以时间为横轴，以预见性的各种护理措施为纵轴，制订护理日程计划表，护理人员是开展标准化护理工作的依据。在临床路径的不断推广与实施过程中，也带动护理工作质量日趋提升，既有利于增进护患沟通，促进患者的康复，又有利于各类护理质量标准的落实，推动护理事业的进步。

第二节 护理质量标准

PPT

一、护理质量标准的概念

护理质量标准，是指依据护理工作内容、流程、管理要求、服务对象及护理人员特点制订的，护理人员应遵守的准则、规定、程序和方法。护理质量标准包括一系列的具体标准，例如各种条例、规章制度、岗位职责、护理操作规范等。

护理质量标准是护理质量管理的依据，要想规范护士行为，评价护理服务，必须先制订具体的质量标准。科学先进的护理质量标准与评价标准，有利于提高护理质量、护理管理水平和护理人才培养，从而推动护理学科的发展。

二、护理质量标准的类型

护理质量标准目前没有具体的分类方法。根据使用范围，可以分为护理业务质量标准和护理管理质量标准；根据使用目的，可以分为方法性护理质量标准和衡量性护理质量标准，方法性质量标准即对具体工作的标准要求，如护士工作守则、操作技术规范等，衡量性护理质量标准就是护理质量评价标准，如基础护理合格标准、操作技术评价标准等；根据管理过程，又可分为要素质量标准、环节质量标准和终末质量标准。具体如下。

1. 要素质量标准 要素指的是构成护理工作质量的基本元素，也是影响护理工作的基本因素。包括人员质量、技术业务、仪器设备、药品物资、环境质量、时限质量、基础管理的合格程度等7个方面，这些要素通过护理管理结合为基础质量结构，即要素质量。

2. 环节质量标准 是各要素通过组织管理所形成的各项工作能力、服务项目及其工作程序或工序质量，它们是一环套一环的，所以称为环节质量。护理工作环节质量是整体护理质量的一级分支，其项目繁多，如入院流程、检查流程、手术患者交接、某项操作技术等。

3. 终末质量标准 是患者所得到的护理效果的质量，它是通过某种质量评价方法形成的质量指标体系。例如技术操作合格率、差错发生率、死亡率等，这些指标是终末质量评价的基本依据。

要素质量标准、环节质量标准和终末质量标准是不可分割的标准体系，要想达到终末质量标准要求，必须先抓好前2项的质量。只有达到这3方面的质量要求，才能符合护理工作整体质量要求。

三、护理质量标准的管理

（一）基本原则

1. 可衡量性 是指质量标准的目标应该是明确的、可评价的，而不是含糊不清的。所以制订标准时应尽量用数据作为指标，对于一些定性的内容也要尽量转化为可计量的指标，将烦琐的护理工作质量水平转化为明确的数据，作为衡量质量目标是否达到的依据。

2. 科学性 护理质量标准不仅要符合患者的病情，满足患者的需要，还要符合法律法规和医院规章制度的要求，考虑到人力、财力、物力等诸多因素的影响。因此，护理质量标准的制订必须以科学为指导，在充分调研数据的基础上，结合护理工作的特点制订与持续改进。

3. 可行性 制订护理质量标准要从客观实际出发，根据现有的护理人员队伍、患者数量与主要病种、技术、设备、物资等实际情况，研究切实可行的护理质量标准和等级指标。一般情况下，指标应基于事实又略高于事实，以护理人员通过努力能够做到为宜，过高和过低的质量指标都不利于护理质量的提高。

4. 先进性 护理质量标准是评价护理工作质量的依据，是护理人员工作努力的方向。护理标准的制订必须借鉴国外先进的理念，结合国内实际情况，通过发现、分析与归纳，突破思维定式，制订出走在学科前沿的质量标准，起到引领学科发展的作用。

5. 相对稳定性和严肃性 相对稳定性，是指事物的重要特性在一定条件下、一定时间内是保持不变的。在制订护理质量标准时要有足够的科学依据和实践检验过程，一经审定，必须严肃执行，应在很长一段时间内发挥其稳定的规范指导作用。例如，国家出台的一些质量管理法规和医院制订的一些规范性标准等。

（二）基本步骤

1. 调查研究，收集资料 通过收集相关资料和现场考察学习等方法，对国内外护理质量标准资料、相关科研成果、实践经验进行调研，做到典型调查与普查相结合、本单位与外单位相结合，确保收集到的资料真实、先进、科学。

2. 拟定标准并进行验证 在前期调查研究的基础上，对收集到的各类资料、数据进行统计分析和全面综合研究讨论，编写护理质量标准初稿，初稿完成后组织专家论证，修改形成试行稿，并进行试用，试用过程中专人跟踪研究，进行效果分析，必要时再次对试行稿进行修订，以保证质量标准的高质量、高水平。

3. 审定、公布、实行 将形成的护理质量标准报有关部门审批，审批通过后，根据质量标准的类别在一定范围内予以公布、实行。

4. 修订　随着人们对健康需要的不断提升和护理学科的发展，原有的标准若已不能适应新形势的需要，就应该对原有标准进行修订或废止，制订新的标准，以满足患者的需求，促进护理质量的提升。在护理质量标准的应用过程中，相关职能部门应定期组织人员对标准进行检验、复审和修订。

? 想一想

护理质量标准是如何制订出来的？

答案解析

（三）实施

提高临床护理质量的关键在于护理质量标准的实施。首先，自质量标准公布之日起，护理部就要开始着手各层面护理人员的质量教育与标准解读学习，提升护士对质量标准的执行能力，保证标准的落实。其次，在质量标准落实过程中，要予以监督指导，要求监控小组定期对各护理单元进行检查、指导，督促护理质量标准落实到实际工作中。最后，在日常考核中要渗入质量标准内容，这是监督的另一种表现形式，通过日常考核可以反映出护理人员对质量标准的理解和执行情况，也是加强护理质量管理的重要途径和手段。

第三节　护理质量评价

PPT

一、护理质量评价的对象

护理质量评价是质量管理的重要内容，是有计划、有目的、有组织地进行质量检查的一项系统工程。评价形式有医院外部评价、上下级评价、同级间评价、自我评价和服务对象评价。评价的对象不仅仅是护士，还包括护理项目、护理病历、科室，甚至是整个医院的护理质量，评价主体一般由患者、工作人员、科室、护理部、医院和院外评审机构等组成。评价对象不同，相应的评价主体也会发生变化。通过科学合理的评价，可以衡量护理工作目标的完成程度和患者得到的护理效果，有利于对质量提高给予充分的肯定，对不足之处提出改进意见。

二、护理质量评价的方法

护理质量评价结果的直接形式为各种数据、表格，但通过这些数据、表格尚不能对护理质量进行判断，必须对这些结果资料进行科学的统计分析。目前，国内外护理质量评价结果的分析方法有很多，根据评价结果资料的类型，分为定性分析法和定量分析法2种。定性分析法包括查检表法、头脑风暴法、流程图法、因果分析图法、分层法、水平对比法、亲和图法、树图法和对策图法等。定量分析法包括排列图法、直方图法、控制图法等。常用护理质量评价方法如下。

1. 查检表（inquiry tables）　是根据质量评价项目的流程和核心质量要素，为了收集数据和了解质量现状而设计的。设计项目内容要全面，涵盖关键要素，可以回答"5W2H"的问题，即查检的目的是什么（What）；为什么要做这项查检（Why）；查检对象和负责资料收集的是谁（Who）；查检时间及查检持续多长时间（When）；在什么地方查检（Where）；用什么方法查检（How）；需要多少样本量（How Much）。查检表上方注明查检内容，下方注明查检时间、地点、查检人、查检对象、查检方式（表8-1）。查检完成后对数据进行统计汇总（表8-2）。

表 8 – 1　降低护理文件书写缺陷率查检表

原因选项	3 月						
	18 日	19 日	20 日	21 日	22 日	23 日	24 日
1. 书写有涂改							
2. 书写不完整							
3. 漏签名							
4. 书写错误							
5. 护理文件污损							
6. 护理文件丢失							

表 8 – 2　降低护理文件书写缺陷率数据汇总

缺陷项目	频次	发生率（%）	百分比（%）	累计百分比（%）
1. 书写有涂改	17	5.67	54.84	54.84
2. 书写不完整	8	2.67	25.81	80.65
3. 漏签名	3	1	9.67	90.32
4. 书写错误	2	0.67	6.45	96.77
5. 护理文件污损	1	0.33	3.23	100.00
6. 护理文件丢失	0	0	0	100.00
合计	31	10.33	100	

练一练8

查检表的"5W2H"不包括（　　）

A. 为什么要做这项查检　　　B. 在什么地方查检　　　C. 下一次做哪项查检

D. 用什么方法查检　　　E. 需要多少样本量

答案解析

2. 直方图（histogram）　又称频数直方图，是一种二维统计图表，它的横坐标表示质量属性，纵坐标表示频数，是反映连续可测量数据的图形。适用于 50 ~ 100 个样本量的情况。绘制步骤如下。

（1）找出收集数据中的最大值和最小值　根据两个值间的差额和分组数量确定组距，组数一般以5 ~ 12 个为宜，组距 =（最大值 – 最小值）/组数。

（2）计算各组的界限位　第一组的下界为最小值减去最小测定单位的一半，上界为其下界值加上组距。第二组的下界为第一组的上界限值，上界为下界限值加上组距，就是第二组的上界限位，依此类推。

（3）统计各组数据出现的频数　做频数分布表。

（4）绘制直方图　以组距为底长，以频数为高，绘制各组的矩形图（图 8 – 4）。

对于一些定性资料，也可按照类别分组，以类别为横坐标，频次为纵坐标，绘制直方图（图 8 – 5）。

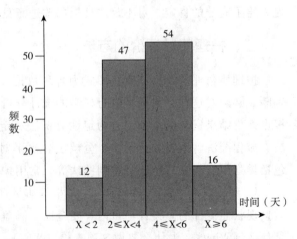

图 8 – 4　静脉留置针留置时间直方图

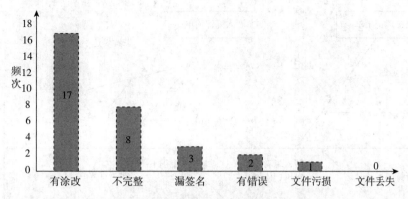

图 8 - 5　护理文件书写缺陷原因直方图

3. 排列图（permutation chart）　又称柏拉图，源于意大利统计学家帕洛特提出的"关键少数和次要多数"理论。在影响质量的诸多因素中，只有少数问题是关键因素，其他大多数问题都是无关紧要的。排列图就是找出影响护理质量主要原因的一种简单而有效的方法。

排列图由直方图、一条曲线、一个横坐标和两个纵坐标组成。先按照直方图的绘制方法绘制出影响质量各因素的直方图，按照频次从多到少排列，连接直方图的底边作为横坐标，左侧纵坐标表示事件出现的频次，右侧纵坐标表示不合格项目出现的百分比，曲线表示累计频率，又称帕洛特曲线。

通常按照累计百分比，将影响因素分为 3 类：累计百分比在 80% 及以上者为 A 类因素，即主要因素；累计百分比在 80% ~ 90% 的为 B 类因素，即次要因素；累计百分比在 90% ~ 100% 为 C 类因素，即一般因素。从图 8 - 6 中可以看出，此次评价护理文件书写缺陷问题的主要原因是书写有涂改和书写不完整两项，累计频率达 80.65%，只要解决这两个问题，大部分护理文件书写问题就都可以消除。

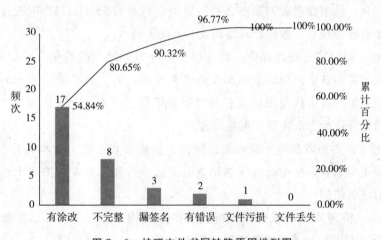

图 8 - 6　护理文件书写缺陷原因排列图

4. 特性要因图（cause and effect chart）　是分析和表示某一结果或现象与其主要影响因素之间关系的一种工具。该图形似鱼骨，所以又称为鱼骨图，包括影响因素和结果两个部分（图 8 - 7）。绘制步骤如下。

（1）明确要解决的质量问题，即确定要研究的结果或现象。

（2）召开专家和相关人员开展质量分析会，针对质量问题，找出各种影响因素。

（3）按照对质量问题造成影响的大小，将各种影响因素分为大因素、中因素和小因素，分别以大骨、中骨和小骨表示。如人员、材料、设备或工具、方法、环境等。

（4）判断影响质量的要因。

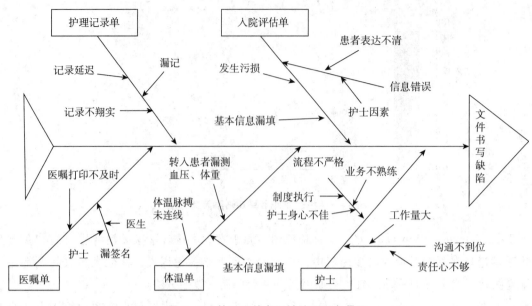

图 8 - 7　护理文件书写缺陷原因鱼骨图

（5）填写特性要因图绘制的日期、绘制者等。

三、护理质量评价的内容

1. 要素质量评价　即构成护理服务的基础内容，包括与护理活动相关的组织结构、物质设施、资源、仪器设备和护理人员素质等。具体表现为就医环境、基础护理质量、护理人员专业素质、护理相关规章制度、护理安全、危重症患者的服务、病区管理、行政后勤系统和临床支持力度等。护理要素质量评价常用的方法有现场检查、考核、问卷调查、查阅资料等。

2. 环节质量评价　即护理过程性评价，评价护士护理行为过程的质量，包括患者从就诊到入院、诊断、治疗、护理及出院的各个护理环节的操作程序和管理行为。要求护士要正确执行医嘱、优化护理流程、合理病情观察等，其中优化护理流程包括服务优化、技术优化、管理优化、成本优化、效率优化等方面。环节质量评价的方法主要为现场检查。

3. 终末质量评价　即对患者最终护理效果的评价，包括服务态度、技术水平、健康宣教效果、沟通能力等方面，常采用与患者直接沟通或问卷调查的方法。另外，患者对护理工作各种形式的表扬或投诉也是护理质量的评价依据。

4. 敏感指标评价　护理质量敏感指标是能反映护理结构、过程、结果和事物特性的指标。1998年，由美国护士协会（ANA）与美国护理质量指标数据库（national database of nursing quality indicators，NDNQI）率先提出。《护理敏感质量指标实用手册》（2016 年版）将常用护理质量敏感指标总结如下。

（1）基础护理常用敏感指标

1）床护比（1∶X）

计算方法：同期执业护士总人数÷统计周期内实际开发床位数。

指标意义：结构指标，反映开放床位与护士人力资源的匹配性。综合三级医院的床护比"0.8∶1"是医疗结构护理人员配置的依据，不足会影响护理质量。

2）护患比（1∶X）

计算方法：同期每天各班次患者数÷统计周期内每天各班次责任护士数。

指标意义：结构指标，能够帮助管理者了解临床一线，特别是直接护理患者的护理人员数量，是护理直接时数的保障。不足将不能满足患者的护理需求，导致护理安全隐患增加。

3）每住院患者 24 小时平均护理时数

计算方法：同期内住院病区执业护士实际上班小时数÷统计周期内住院患者实际占用床日数。

指标意义：结构指标，指患者平均每天实际得到的护理时数，包括直接护理时数、间接护理时数和相关护理时数。能够帮助了解护理工作的负荷，同时要求尽可能提高直接护理时数与非直接护理时数的比例，提高患者满意度。

4）不同级别护士的配置

计算方法：同期某级别护士人数÷统计周期内护士总人数×100%。

指标意义：结构指标，反映某医院护士队伍的结构状况，不同级别是按照岗位能力划分的，如工作年限、学历、职称、岗级等。合理的梯队结构能减少资源的浪费、取长补短，反之，将影响护理质量或造成资源浪费。

5）护士离职率

计算方法：同期护士离职人数÷（统计周期期末在职护士人数＋统计同期内离职护士数）×100%。

指标意义：结构指标，反映护理队伍的稳定性，是护理管理者指导招聘和改进护理人员管理的依据。

6）住院患者院内压力性损伤发生率

计算方法：同期住院患者中压力性损伤新发病例数÷统计周期内住院患者总数×100%。

指标意义：结果指标，直接反映院内防范压力性损伤的成效与不足，反映压力性损伤的防控措施是否到位，为改进措施提供依据。

7）住院患者跌倒发生率

计算方法：同期住院患者中发生跌倒次数÷统计周期内住院患者实际占用床日数×1000%。

指标意义：结果指标，反映护理安全管理的成效与不足，为跌倒原因分析和持续质量改进提供依据。

8）住院患者身体约束率

计算方法：同期住院患者身体约束日数÷统计周期内住院患者人数×100%。

指标意义：过程指标，约束日数是指统计周期内每位患者每日使用 1 次或 1 次以上计 1 日；统计周期住院患者总床日数为统计周期内每天凌晨 0 时在院患者数之和。

9）用药错误发生例数（例）

计算方法：计算统计周期内用药错误发生例次数。

指标意义：结果指标，反映"三查八对"制度的执行效果，例次数是指同一患者在监测期间发生 1 次及以上用药错误，按实际发生频次计算。

10）插管患者非计划拔管发生率

计算方法：同期某导管非计划拔管例次数÷统计周期内该导管留置总日数×1000%。

指标意义：结果指标，是患者导管安全及护理成效的重要指标。为非计划性拔管原因分析和持续质量改进提供依据。

（2）专科护理常用敏感指标

1）留置导尿管相关尿路感染发生率

计算方法：同期留置导尿管患者中尿路感染例次数÷统计周期内住院患者留置导尿管总日数×1000%。

2）中心导管相关血流感染发生率

计算方法：同期中心导管相关血流感染例次数÷统计周期内中心导管插管总日数×1000%。

3）呼吸机相关性肺炎发生率

计算方法：同期呼吸机相关性肺炎感染例次数÷统计周期内有创机械通气总日数×1000‰。

以上3个指标均为结果指标，是院内感染护理管理成效的体现，有助于管理者及时发现异常，及时干预，是落实整改措施的依据。

4）中心静脉导管堵管发生率

计算方法：同期住院患者中心静脉导管堵管例次数÷统计周期内住院患者中心静脉插管总日数×100‰。

指标意义：结果指标，中心静脉导管堵管受护理、疾病和患者血液黏稠的影响，该指标有助于护理管理者和护士持续改进正确的导管护理措施。

5）手术后肺栓塞发生率

计算方法：同期术后患者肺栓塞例次数÷统计周期内住院患者手术总人数×1000‰。

指标意义：结果指标，肺栓塞属于术后的四级并发症，死亡率高，术前一定要准备充足，并且明确手术指征的一系列症状，再进行手术治疗。

护理质量评价的目的是发现问题，纠正偏差，最终目的是促进护理质量的不断提升。

♥ 护爱生命

魏文王问名医扁鹊说："你们家兄弟三人都精于医术，到底哪一位最好呢？"扁鹊答："长兄最好，中兄次之，我最差。"文王再问："那为什么你最出名呢？"扁鹊答："长兄治病是在病情发作之前，所以名声无法传出去；中兄治病是在病情初起时，大家就误以为他只能治轻微的小病，所以名气只及本乡里；而我是治病于病情严重之时，所以大家都以为我医术高明，名气因此响遍全国。"

在护理管理中，"护理质量事故"就可以理解为以上的"病"，预防质量事故要防患于未然，从小病做起。

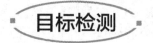

目标检测

答案解析

1. 下列不属于全面质量管理内涵的是（　　）

 A. 强烈地关注顾客　　　　　　　B. 持续改进　　　　　　　C. 全员参与

 D. 质量控制是管理者的职责　　　E. 全面改进

2. 质量管理的基本方法是（　　）

 A. PDCA 循环管理　　　　　　B. 6S 现场管理　　　　　　C. 品管圈活动

 D. 临床路径　　　　　　　　　E. 全面质量管理

3. 护理质量评价的内容不包括（　　）

 A. 要素质量评价　　　　　　　B. 环节质量评价　　　　　　C. 管理者质量评价

 D. 终末质量评价　　　　　　　E. 敏感指标评价

4. 关于 6S 现场管理法，下列最为关键的一项是（　　）

 A. 整理　　　　B. 整顿　　　　C. 清扫　　　　D. 素养　　　　E. 安全

5. 质量定义的 3 个层次的含义不包括（　　）

 A. 规定质量　　　　　　　　　B. 要求质量　　　　　　　　C. 管理质量

 D. 魅力质量　　　　　　　　　E. 产品或服务达到的预定标准

6. 以下属于结构指标的是（ ）

    A. 护患比   B. 住院患者身体约束率   C. 住院患者跌倒发生率

    D. 患者对护理工作满意度   E. 呼吸机相关性肺炎发生率

7. 以下不属于敏感指标的是（ ）

    A. 护患比   B. 住院患者身体约束率

    C. 住院患者跌倒发生率   D. 患者对护理工作满意度

    E. 呼吸机相关性肺炎发生率

8. 以下属于过程指标的是（ ）

    A. 护患比   B. 住院患者身体约束率

    C. 住院患者跌倒发生率   D. 患者对护理工作满意度

    E. 呼吸机相关性肺炎发生率

9. 关于质量的说法，以下正确的是（ ）

    A. 质量又称品质，是产品或服务的优劣程度   B. 质量是物体都具有的物理属性

    C. 质量是表示物体惯性大小的物理量   D. 质量又称品质，指产品或服务的多少

    E. 质量是物理重量的衡量单位

10. 质量管理发展的阶段不包括（ ）

    A. 质量检验阶段   B. 统计质量控制阶段   C. 操作者的质量管理

    D. 全面质量管理阶段   E. 质量管理自动化

11. 关于护理质量的说法，以下不正确的是（ ）

    A. 是护士为患者提供护理技术服务和生活服务的效果、优劣程度

    B. 是衡量医院服务质量的重要指标之一

    C. 是衡量护理人员素质、护理管理水平、护理业务能力的重要标志

    D. 护理质量的高低完全取决于护理人员工作时的心情

    E. 直接或间接地影响着医院的医疗品质、社会形象和经济效益

12. 护理质量管理的基本任务不包括（ ）

    A. 管理患者和家属   B. 开展质量教育

    C. 制订和更新护理质量标准   D. 进行全面质量控制

    E. 持续质量改进

13. 护理管理者必须重视全员的作用，对护理人员进行培训和引导，增强质量意识，充分激发全体
    护理人员的主观能动性和创造性，引导他们自觉参与到护理质量管理工作中，不断提高护理质
    量。描述了护理质量管理的（ ）

    A. 以患者为中心原则   B. 全员参与原则   C. 预防为主原则

    D. 持续改进原则   E. 领导作用原则

14. 归纳总结现行工作，现场观察现状与标准的差距，数据整理，找出重点。属于品管圈管理的
    （ ）步骤

    A. 拟定活动计划   B. 现状把握   C. 对策拟定

    D. 对策实施与检讨   E. 目标设定

15. 关于临床路径的说法，以下错误的是（ ）

    A. 是针对某一疾病制订的标准化诊疗护理工作模式

    B. 针对病种，制订了一套以时间为顺序的、详细具体的"医疗服务计划书"

C. 不同地区、不同医院、不同的治疗组或医师针对某一疾病可能采用的不同治疗方案

D. 我国于 1998 年引入这一管理模式

E. 临床路径的实施过程是按照 PDCA 循环模式进行的

16. 各要素通过组织管理所形成的各项工作能力、服务项目及其工作程序或工序质量。这描述的是（　　）

A. 要素质量标准 　　　　　　B. 环节质量标准 　　　　　　C. 终末质量标准

D. 护理技术操作质量标准 　　　E. 过程质量标准

17. 制订护理质量标准的原则不包括（　　）

A. 可衡量性 　　　　　　　　B. 科学性 　　　　　　　　　C. 相对稳定性和严肃性

D. 公正性 　　　　　　　　　E. 先进性

（18~20 题共用题干）

某科室护理管理者用排列图法对静脉留置针 72 小时内拔管原因进行分析，发现"液体输注不畅"及"局部渗血渗液"两项累计百分比达 80.23%。

18. "液体输注不畅"和"局部渗血渗液"属于影响质量的（　　）

A. A 类因素 　　B. B 类因素 　　C. C 类因素 　　D. D 类因素 　　E. E 类因素

19. 排列图源于意大利统计学家帕洛特提出（　　）理论

A. 关键多数和次要少数 　　　B. 关键少数和次要多数 　　　C. 关键多数和次要多数

D. 关键少数和次要少数 　　　E. 其他

20. 累计百分比在 80%~90% 属于（　　）

A. A 类因素 　　B. B 类因素 　　C. C 类因素 　　D. D 类因素 　　E. E 类因素

（谭祥娥）

书网融合……

重点回顾　　　　　　微课　　　　　　习题

第九章　护理临床教学管理

学习目标

知识目标

1. 掌握　临床教学的概念、重要性及基本内容；护理临床教学查房的意义、基本要求、步骤、形式方法及注意事项；护理临床实习质量评价。

2. 熟悉　护理临床带教老师的管理；临床教育的特点。

3. 了解　护理临床实习管理组织领导。

技能目标

掌握基础护理操作及一些常见病、多发病的护理知识及专科护理技能，并对患者实施健康教育。

素质目标

培养学生对护理事业的热爱和职业的荣誉感，加强护士的责任心，树立全心全意为患者服务的思想，使其早日成为优秀的临床护理人员和护理管理者。

📖 导学情景

情景描述：某日，实习护生张某根据医嘱（5% GS 500ml + V 佳林 2 支 + 胰岛素 4 单位）执行加药操作时，由于未认真检查胰岛素的剂量，错将 1 瓶 400 单位的胰岛素当成 4 单位全部抽吸，正要加药时，被带教老师及时发现，制止了该操作，从而避免了一起严重护理差错的发生。

情景分析：该护生在操作过程中没有严格执行查对制度，同时因缺乏临床经验，未认识到胰岛素药物的特殊性，未意识到药物剂量不当轻者影响治疗效果，重者可能引发严重后果。

讨论：如果你是一位护理管理者，该如何加强护理临床教学管理？

学前导语：护理学是一门实践性很强的科学，护理临床教学是护理专业教学中的一个重要环节，是护生职业道德、临床思维、临床技能养成，实现"知行合一"的关键阶段，是对护生思想品质、业务技术的综合锻炼和检验。因此，规范护理临床教学管理，提高临床教学质量，对于培养高质量、高素质的护理人才具有十分重要的意义。

第一节　概　述

PPT

一、临床教学的概念

临床教学（国外学者定义），是指学生把基础理论知识转变为以患者为中心的高质量护理所必需的不同的智力技能和精神运动技能的媒介。

临床护理教学则是帮助护理专业学生将课堂上所学到的专业知识和技术运用到临床护理实践中，使之获得应有的专业技能、态度和行为的教学组织形式。

二、临床教学的重要性

临床教学是医学教育的重要阶段,其主要任务是促进实习生将理论知识应用于临床实践,培养分析能力、解决问题的能力。能够熟练地掌握和运用临床基本技能是一个医务工作者必备的基本素质,而对于医学院校来说,能够培养出杰出的医学人才也相当于为医药学科领域做出了极大的贡献。所以针对学生,既要注重理论知识的传授,又要重视临床技能的培养。只有将理论、技能一起抓,并使其完美结合,相辅相成,才能培养出具有扎实技能基础的医务工作者。

👁 看一看

临床护理教育价值观

(1)护理教育活动围绕提升护理质量、服务质量、患者体验而展开。

(2)以教育程序为框架,围绕提升护士各项能力为目的。

(3)教育为临床服务,完全基于临床的需要。

(4)让护士在学习中工作,在工作中学习。

(5)教与学是相辅相成的过程。

三、护理临床教学的内容

临床教学是护理教学工作的重要组成部分,是实现教学中理论联系实际的关键环节,是提高教学质量、培养合格护理人才的重要途径。护理专业临床教学包括临床理论教学、教学见习以及毕业实习3部分内容。我国护理专业教育层次主要有研究生、本科、大专、中专,教育层次不同,其教学大纲和培养目标也有所差异。因此,临床教学内容应根据不同层次的培养目标而定。如中专护生的培养目标是培养实用型护理人员,其临床教学内容主要是护理基础理论知识与基本操作技能的培养;大专护生的培养目标是为临床一线输送护理骨干,其临床教学内容侧重于专科护理、急救技能、整体护理及护理教学能力的培养;本科生、研究生层次的培养目标是使之成为高素质的高级护理人才,从而需要全面培养护生的管理、教学的科研能力。临床教学管理者在安排教学内容时要注意:①内容要全面合理,专科理论知识学习要与专业操作技能培养并重;②根据教学内容的特点采用多样化的教学方法;③临床教学中要注重多门学科知识的融会贯通、相互渗透,以促进护生知识转化,培养护生发现问题、分析问题以及解决问题的能力,从而提高护生的综合素质和临床思维能力;④在培养专业知识与技能的同时,不能忽视培养护生良好的职业道德,帮助其树立良好的职业形象。

四、临床教学的特点

(一)临床护理教育专业的特点

临床教育专业的特点有其独有的专业性,具有协调性强、严格性强、灵活性强、责任心强、沟通性强等特点。临床护理工作要以护理学理论为指导,严格执行操作规范,严格执行医嘱,严格遵守各项规章制度,及时、准确、无误地做好各项护理工作,从而保障患者的医疗质量安全;临床工作繁杂多变,需要灵活主动。临床护理是一个面向人的工作,要有很强的责任感,为患者的身心健康保驾护航;同时,护士是开展临床工作的核心力量,不仅要对患者进行健康宣教、专业指导,还要协调医护、患者家属及各科室之间的关系。因此,临床护理教育除了培养学生的专业知识和技能以外,还要注重培养学生沟通能力、处理突发事件、配合抢救的能力,以及意识、更要深化"人文关怀"的精神实质。

需要注重培养学生的"四心"，即同情心、爱心、耐心和责任心，这"四心"是即将成为优秀的护理人员应必备的优良品质，护理人员在日常工作中应时时处处体现对患者的关心、爱护和体贴，做一个让患者真正信任的"守护神"。因此，临床护理教育不仅要向学生传递专业知识和技能，还要潜移默化地帮助学生建立正确的职业价值观、专业态度及职业情感，培养学生的优良专业品德及护理行为，这些是专业性质所决定的临床护理教育的特点。

（二）临床护理教学对象的特点

临床护理教学对象也有着各自不同的特点。目前护士中，女性仍然占据绝大多数，男护士比例随着社会的发展也在逐渐上升，性别差异的特点给临床护理教育带来了更多挑战。此外，护理教学对象的文化程度包含大专、本科、研究生甚至博士生等，不同的文化程度对新知识的理解及学习能力也不尽相同；在终身护理教育体系中，由于社会角色的多重性，比如教学对象在承担护士角色的同时，还承担妻子、母亲、丈夫、父亲等社会角色，同时担负着这些角色的责任和义务，家庭角色与职业角色之间的矛盾给教学对象在学习过程中带来很大影响。由此可见，护理教学对象受性别、年龄、文化程度、生活背景等多种因素的影响，这也向临床护理教学提出了更特殊的要求，比如在对临床教学氛围的营造、对不同教育对象的教学方式、对其学习积极性的调动策略、与不同背景教育对象关系的处理等方面，都形成了独有的护理教育特色。

（三）临床护理教学方法的特点

临床护理教学受其教学环境的影响，具有教学环境的复杂性、教学组织的机动性、教学方法的多样性、师生关系的密切性、教学评价的时效性等特点。

1. 临床教学环境的复杂性 临床中各科室工作体系不尽相同，教学场所众多，如病房、患者床旁、检查室、治疗室、药疗室、处置室、操作台旁等，与在教室学习不同，临床护理教学会给学生带来不一样的感受。

2. 临床教学组织的机动性 临床具有不确定性，临床工作也会随着就诊患者的变化而不断变化，临床会出现各种突发事件，给临床教学组织带来了很大的挑战，具有机动性、随机性等特点。

3. 临床教学方法的多样性 针对不同背景的学生需要制订不同的教学目标，采取不同的教学方法。比如：通过口头表达作为培养学生批判性思维的回顾讨论法；让学生走出课堂，走向社会，亲自体验的访谈法；以真实病例为媒介的护理查房式教学；通过实物演示及角色扮演的情景模拟教学；从实践中不断获得知识的经验教学；以案例为基础引导学生自己提出问题进行讨论的 CBT 教学法；利用高科技计算机多媒体等辅助的 CAI 教学法；以问题为基础引导学生自主学习的 PBL 教学法等，这些都是为了让学生把理论知识通过多样的临床学习变得更深刻、更直观、更系统。

4. 临床师生关系的密切性 临床护理教学不同于在学校授课，教师对学生近距离指导，学生在临床中遇到任何问题可以直接快速得到老师的反馈及帮助，师生之间更倾向于一种朋友关系，提倡双向交往这种信息互换，既能使师生关系变得密切，又能协调彼此的活动，更可以提高学生在临床的适应能力及解决临床问题的能力。

5. 临床教学评价的时效性 临床护理教学应注重教学评价的时机，建立评价机制，在学生进入临床的前期、中期及结束期进行相应的教学效果评价，同时了解学生的心理动态，在平时的带教过程中，及时针对学生的表现、操作及遇到的问题等，进行客观性、整体性、指导性、科学性的评价及反馈，更要鼓励学生对临床老师授课情况进行反馈，共同促进临床教学质量。

练一练9

临床护理教育方法的特点包括（　　）

A. 临床教学环境的复杂性　　　　B. 临床教学组织的机动性

C. 临床教学方法的多样性　　　　D. 临床师生关系的密切性

E. 临床教学评价的时效性

答案解析

（四）临床护理教学内容的特点

临床护理教学内容广泛丰富，具有综合性、交叉性的特点。随着医学模式的转变和整体护理思想的确立，临床护理工作不仅要根据人在其生、老、病、死各生命周期所遇到的健康问题提供针对性的护理措施，同时还需要关注人的心理、社会特点，以及这些特点与疾病的发生、发展、治疗效果之间的关系。要实现这一目标，护理工作者就必须具备跨学科知识，除了要掌握医学基础知识、护理学专业知识外，还需要学习心理学、管理学、教育学、伦理学及美学等人文社会科学知识，加强其专业思想教育，培养良好的专业素质和高尚的职业道德，以更好地维护和促进人类的健康。护士必须既有丰富的专业知识底蕴，也要具有敏锐的观察力，遇事沉着、镇静、理智，能够尽快和患者沟通思维，才能满足护理对象整体护理需要。护理学科是自然科学与社会科学相交叉的学科，护理教学内容是跨越学科界限的，护理学专业的学生既要从自然科学角度学习人的生物学过程和需要，又要从人文社会科学视角理解人的心理状态及社会需要。

（五）临床护理教学管理的特点

护理专业与临床密切相关，这有赖于教学医院、临床科室、社区等各部门的相互配合与支持。因此，需要与临床护理教学的各科室、各部门、各层级机构建立稳定良好的关系，保持畅通联系，相互支持、密切配合。

？想一想

护理临床教师的角色有哪些？

答案解析

第二节　护理临床实习管理 微课

PPT

一、护理临床实习管理组织领导

（一）建立健全临床护理教学管理系统

教学管理工作是一个连续不断的过程，具有统一性与持续性。临床实习管理的组织与实施是整个教学管理过程中的一部分，应由学校教务部门和实习医院护理部、实习科室护士长（教学组长）、临床带教老师共同组成三级管理体系。院校双方互派人员参加教学活动，研究教学工作，组织并实施教学计划，共同完成临床教学管理任务。

（二）明确临床教学管理职责

1. 学校职责　学校教务部门应提前与实习医院联系沟通，按护生的教育层次，将临床实习培养目标和要求、临床实习手册以及实习人员名单发送给实习医院，规划每学年、每学期的各学制护生的教学任务，以便实习医院制订临床实习带教计划。

2. 教学医院职责

（1）明确教学任务，制订带教计划　实习医院护理部在接受临床实习任务后，应根据护生的教学层次、实习大纲、学习目标和任务，制订带教计划，统筹安排每个护生实习轮转科室和时间。安排实习轮转时间应尽量做到全面、公平，实习科室和时间的合理安排，有助于护生掌握临床知识和培养临床实际工作能力，避免面面俱到造成的走马观花，护生在每个实习科室都是来去匆匆，接触的病种虽多，如果不能全面掌握每个病种的护理知识，都将会严重影响学生实际工作能力的培养。

（2）明确带教工作职责，建立健全教学管理制度　临床教学质量的高低将直接关系到是否能培养出合格的护理人才。护理部应重视临床教学工作，加强对临床教学的组织领导，明确各级临床教师职责，制订临床带教工作流程，建立健全临床教学管理各项规章制度，实现管理的制度化、规范化，如临床教学质量考评制度、临床教师遴选制度、临床教学奖励制度、实习学生管理制度等。定期与学校和实习科室取得联系，或召开座谈会，进行全面的检查、总结、经验交流，研究如何能够提高临床教学质量、加强临床教学质量监控的方法、对策和举措。

二、护理临床带教老师的管理

护理临床带教老师在工作态度、爱岗精神、工作方法以及人际关系处理等方面，都会对实习生的思想产生极大的影响。因此，一个合格的带教老师，应从以下方面进行管理。

（一）提高教师素质培养

1. 职业素质　临床带教老师要具有良好的职业素养，要充分认识临床护理工作的重要作用与护理工作者的价值体现，热爱护理专业及护理教育工作，保持端正的工作态度，良好的医德医风，具有奉献精神及担当作为，工作中能为人师表，以身作则。职业素养是临床护理工作的基础，良好的职业素质直接影响临床教学质量，在培养护理人才中起着举足轻重的作用。

2. 文化素质　临床护理带教老师必须掌握足够的护理学基础知识和专业知识，同时需要具备广博深厚的科学及文化知识。由于现代护理学的飞速发展，使得护理学理论不断发展，知识体系不断更新，护理教师原来的专业知识远远不能满足现有教学的需求，这就需要临床护理教师具有专业护理学理论的基础理论的同时，继续深化知识层次，拓展专业知识结构，把握当今护理教育的发展趋势及先进技术，才能培养出更好的护理人才。

3. 心理素质　护理专业学生在刚到医院参加实习时，容易产生情绪化的反应。因此，心理素质的优劣不仅对带教老师自身的护理工作有很大影响，还对学生职业素质的健康培养有积极作用。在护生对工作有独特的看法和见解时，应当多给予鼓励。在相处的过程中，临床护理教师应理解护生与自己有不同的见解和看法，与护生和睦相处，善于发现和了解他们生活和学习中的各种困难，从根源上帮助他们解决问题。

4. 教学能力　是临床护理教师应具备的最基本能力之一，可分为教学认知能力、教学操作能力和监控能力3个主要部分构成。

（1）教学认知能力　指带教老师对护理学的认识和概括程度，还包括教学过程的心理特点和所用教学策略的知觉程度。

（2）教学操作能力　指带教老师在教学中使用策略的水平，水平高低主要表现在护生是否能掌握临床知识并运用在护理操作中，指导护生理解、掌握临床护理知识和工作方法，是教学能力的集中体现。

（3）监控能力　指带教老师在教学中为保证所教护生达到预期目标，始终保持与护生之间的互动反馈，不断提高自己的教学能力，通过反馈能够了解护生是否达到教学目标，实现护生在医院实习过程中的有效管理。

这3种能力是临床护理带教老师应当具备的基本能力，也是教师综合教学能力的反映。因此，临床护理带教老师应具备护师职称，且具有5年以上的丰富工作经验。经护理部考核合格，才能成为合格的带教老师。

（二）严格落实岗前培训工作

岗前培训的内容包括新的护理理论知识，护理服务礼仪、护理操作的规范性训练，带教工作方法与技巧，临床实习工作计划的制订等。

（三）制订严格的考评制度

带教老师的管理和考核带教成效如何，最终都体现在护生的实习效果上。因此，对带教老师的考核要采取多渠道的方法，尽可能较全面地考评老师的带教能力和教学质量，全面地对带教老师进行考评。

1. 护理部考评

（1）设专人分管教学与实习，明确教学目标，严格按照教学大纲要求，对实习生进行一次理论或操作的考试。主要考查护生对老师讲授的知识掌握情况，考试内容不能过于复杂，贴近临床实用为主，如：基本操作、专科操作、护理文书书写等，其成绩达85分以上为及格，护生每增加1分，老师的带教成绩增加1分，护生每减少1分，老师的带教成绩减少1分。记入老师考评档案。

（2）每月查看1次实习计划落实情况，查看护生的实习手册是否按计划进行填写。

2. 护生考评

（1）每月1次双向考评。发放实习生和带教老师考评表，相互进行评价，如护生对老师的带教态度、带教技巧、带教能力等评价；老师对护生的实习态度、实习内容的掌握程度、与患者的沟通能力、入院时宣教、出院时康复指导等进行评价。各项内容对应相对分值，仍以百分为考核单元。实习生不署名，但需人人填写，老师对实习生的出科考试和评价一并计入护生的实习小结，护生对老师的评价计入带教老师的考核档案，每月进行1次。

（2）每季度召开1次实习生座谈会。对实习情况进行讲评及征求护生的实习意见或建议；交流实习或带教经验、心得体会等。

（3）每个实习年度结束前，召开1次实习生总结大会，全体实习生及带教老师参加，征求护生和老师的意见，对实习内容、老师的带教能力进行反馈，评出优秀的带教老师和优秀的实习生，进行表彰。同时，护理部根据每月的考评结果，对带教老师进行全面的考评，对不合格的老师予以解聘，对教学中存在的问题进行整改。

（四）建立奖励机制

护理部年终根据科室上报，并结合实习护士填写的最满意老师，评选出本年度医院优秀带教老师，并给予表彰，以资奖励其在带教方面所做出的贡献；在职务职称晋升上，优先考虑带教老师，鼓励有能力的业务骨干参与教学。

（五）选送优秀带教老师定期学习

选送优秀带教老师到上级医院培训学习，吸收新的带教理念和方法；同时，通过院内临床护理教学查房、各种讲座等形式学习，提高优秀老师的教学能力和水平。

三、护理临床教学查房

（一）教学查房的意义

教学查房是临床护理教师在临床场所为实习生或各层次的护士组织的一种临床最基本的教学活动。目的是提高护士及实习生理论联系实际，巩固医学基础知识，培养综合分析能力、解决问题能力和动手能力，丰富临床经验，锻炼语言沟通能力和应变能力。

（二）教学查房的基本要求

（1）护理临床教学是临床教学任务之一，各教研室和有实习生的临床科室（病区）应制订全年教学查房计划表，上报护理部，并按照计划认真执行，书写教学查房记录。护理部将不定期检查科室执行情况，作为科室和教师年终评优条件之一，并与科室综合目标考核相结合。

（2）必须由经验丰富的护师以上职称的教师主持，护理人员全部参加，并指定护理人员进行记录。

（3）原则上每1~2周进行一次，时间相对固定，一般应与医疗查房错开，以尽量减少对日常医疗工作的影响。

（4）应事先选择典型病例或有利于对某一症候群进行鉴别分析的病例。不选用诊断不明确的疑难杂症。

（5）制订教学查房方案。科室护士长应同护理部教师事先听取主持教师有关教学查房准备情况的简明汇报，并给予必要的指导。对于新担任此项工作的年轻教师，所在科室和护理部可组织集体备课给予指导。

（6）教学查房前教师应事先告知科室内护理人员所查的病例，实习护士应积极参与，熟悉患者病情，复习有关理论知识及查阅相关文献资料，并做好相关准备工作，如检查护理病历、护理记录、各项检查报告及所需器材等，使教学查房能够取得预期效果。

（三）教学查房的步骤

1. 主查者准备

（1）选择评估患者，护生可在带教老师帮助下选择病例、准备病史、拟提问题、查阅文献。

（2）制订查房方案（查房目标、重点分析内容、拟提问题）。

（3）将病史和拟提问题提前发给参与者。

2. 参与者准备

（1）熟悉病情，翻阅资料。

（2）现场评估主查者和参与者到床边评估患者（带体检物品）。

（3）主查者汇报病史。汇报一般情况、既往史、个人史、一般体检、专科检查→病情的演变过程→主要治疗、护理→提出目前护理诊断、相关因素及护理措施→带教老师补充病史→学生提出护理过程中困惑的问题。

（4）讨论和分析者，按查房教案重点分析内容，提出讨论与分析，如：护理问题是否恰当；相关因素是否确切；护理措施是否得当；是否符合患者需求；是否落实到实处；是否有效果评价。

（5）结合本病例介绍有关国内外治疗护理的新进展。

（6）小结。

3. 提出问题 包括该患者目前存在的问题、需进一步解决的问题。

4. 评价查房效果 进行总结反馈。

（四）教学查房的形式与方法

1. 以疾病为中心、教师为主体的传统教学查房 具体做法如下。

（1）由教师预先准备病例，查找资料。

（2）将发言的内容分配到个人，每人负责记住与疾病相关的一部分。

（3）查房时教师按传统课堂教学方式讲授疾病相关理论并进行提问，每人发言时只讲自己准备的内容。

1）效果　达到获得、累积知识的目的。

2）弊端　①查房时以教师为中心；②护生被动、消极地参与；③内容僵化、气氛不活跃。

2. 以问题为基础、护生为主体的讨论式教学查房做法　具体做法如下。

（1）查房前教师先选择好病例，设置好讨论的问题，让护生带着问题看书、查阅、思考。

（2）查房时以护生为主讲，教师引导讨论问题，护生自由发言，人人参与，鼓励思考，踊跃发言，并制订针对性的护理措施。

（3）由教师进行归纳总结，提出护理过程中困惑的问题及病情突变的应急流程。

举例：患者在使用无创呼吸机过程中突然发生咯血的应急预案。

效果：充分发挥护生的主体作用，激发护生学习的主动性、自觉性和创造性，培养护生独立分析问题、解决问题的能力，由"知识中心型"教育转变为"能力中心型"教育。

适用情况：综合素质较高的老师及本科护生。

现状：尚处于探索阶段。

（五）教学查房的注意事项

查房前师生态度应严谨、认真，注意穿着、姿态、语言、动作、表情等医疗保护性措施。

1. 病例选择　查房对象选择临床表现典型、合作病例；并告知患者及家属以取得其同意。为达到教学目标，尽量不要选择疑难病例。

2. 查房时间安排　不超过1个半小时；掌握各程序时间安排，避免时间过长；重点是操作指导，针对患者现存的护理问题、护理措施、护理效果及需要解决的问题。

3. 教学过程　采取床边教学时一定要体现实践性、双向性；对护生指导及时、耐心、正确、规范；师生、护患互动尽量轻松活跃。

4. 分析讨论　要结合病例实际；展开适度；运用启发式教育，注意掌握深度、广度；切忌漫无边际；要体现出一定的新进展或应用新成果以及对患者的健康指导；适当运用双语教学。

5. 记录　查房记录应简化，指导意见是关键。

四、护理临床实习的质量评价

（一）对实习生的检查与考核

1. 护理部检查

（1）规范实习生请假制度，按要求上报和补时。其余要求参照《护理实习生实习制度》，实习生根据各护理学院要求规范请假。护理部定期查看实习手册、排班表、考勤表。

（2）规范实习生仪表仪态。根据《实习生要求及注意事项》规范实习生仪表仪态，不定期进行抽查。

（3）规范实习生素质能力要求（遵守院规章制度）。根据《实习要求及注意事项》规范实习生素质要求、遵守医院及各护理学院的规章制度，根据各学院实习评分表及护理部要求合理打分，并查看实习手册。为统一各病区实习成绩打分，护理部列出以下分值作为参考（表9-1）。

表 9-1　实习成绩打分参考一览表（单位：分）

	优	良	中	差	及格
中间值	95	85	75	65	/
分值区间	90~100	80~90	70~80	60~70	<60

（4）及时送回各类实习文件、评分表，填写各类评分表无缺漏。带教老师及时按要求填全各类实习资料，并在护生实习结束后 1 周内上交护理部查看资料。

（5）对实习环境等方面是否满意。

（6）定期组织评教评学。

2. 临床科室检查与考核

（1）按要求做好病房环境及规章制度介绍。根据《入科介绍样板》做好实习生入科教育，并要求实习生在掌握的入科教育内容的基础上对《入科介绍样板》适当扩充。

（2）合理安排各班带教人员。原则上不安排新职工带教学生，并让实习生清楚明确当天带班老师。

（3）按要求根据《带教计划》《实习计划》合理安排实习轮转岗位并进行排班。

（4）按病区教学日历落实带教计划。根据《带教计划》《实习计划》及病区特点制订适合本病区的教学日历，对实习生进行教学。

（5）根据《护理个案评分表》指导实习生完成护理个案。

（6）做好健康宣教示范，并督促实习生落实宣教工作。根据《带教计划》指导实习生完成健康宣教。护士长抽问带教、实习生、患者，对不同科室患者常见病、多发病的知识是否了解，能否进行健康宣教，并对有疑虑的患者给予心理疏导。

（7）根据《带教计划》落实实习生各项理论及操作考核。

（8）按要求参加各类学习、会议及考核。根据护理部要求参加院内外及各护理学院学习活动、会议及考核。

（9）实习结束出科考核。每完成一个科室的实习，所在科室都要从基础及专业理论知识、技能等方面进行综合评定。

（二）对带教老师的评价

护理学科的发展，是医院整体护理的深化，需要有一支层次高、技术精、素质好的临床带教队伍。而临床带教老师教学能力、教学风范将直接影响护理教学工作、护生学习态度和成绩。为了了解实习护生对临床带教老师综合素质的评价，可根据护理教学的具体情况设计临床带教老师综合调查表进行调查，方法如下。

1. 填写信息　实习生姓名、带教老师姓名、轮转科室、轮转开始时间、轮转结束时间。

2.（带教老师）临床知识与技能

（1）基础护理理论知识扎实，专科理论知识丰富，技能操作规范。

（2）护理文件书写规范，临床护理经验丰富，能准确评估患者。

（3）具备稳定的心理素质，能够恰当地判断与处理临床紧急、意外事件。

（4）帮助学生建立换位思考能力，加强患者的护患沟通，建立和谐护患关系。

3. 教学方法

（1）经验丰富，采用新颖的带教模式。

（2）临床实践联系理论，使用恰当的例子，将具体有关联性的问题前后联系起来讲解。

（3）教学形式灵活多样、富有实效，突出专科特点。

（4）经常选择一些典型病例引导实习生评判性思维，鼓励实习生提出不同意见，并进行分析和判断。

（5）有培养实习生独立思维、独立决策与独立操作的能力和意识。

（6）工作作风严谨，有慎独精神。

（7）有正确的职业道德观，认真负责，严格带教，坚持原则，做到"放手不放眼"。

（8）根据学习目标合理安排工作。

（9）教学思路清晰、应变灵活。

4．职业素养

（1）良好的教育思想素养　情绪容易把控，慎之训斥实习生。

（2）良好的职业道德素养　懂得尊重，纠正错误时对事不对人，不贬低或耻笑实习生。

（3）良好的知识素养　传授护理知识，促进实习生全面发展。

（4）良好的身心素养　工作和生活中保持高昂振奋的精神和轻松愉快的心情，从而提高工作效率，保证教学质量。

（5）良好的能力素养　善于沟通协调，紧急情况下能保持镇静并沉着应对突发情况。

护爱生命

手术台旁，一位男护士侧身抱着一位素不相识的老人，低头安慰着他。很多人为这张照片配上了文字并转发，和更多的人一同分享这份温暖与感动，"2017 年最美拥抱""爱的力量，温暖你我"。

据张艺川回忆："1 月 6 日上午，一位下肢血管闭塞的患者在我们这里做手术，和其他患者不同的是，这位 86 岁的老爷子患有阿尔茨海默病，也就是我们常说的老年性痴呆。他的情绪一直不是很稳定，不能很好地配合治疗。"为了保障手术的顺利进行，术中，医护人员用约束带对其进行约束。整个手术进行得较为顺利。手术结束后，医生需要对患者的股动脉穿刺点进行包扎，这时候就需要解开约束带，但没有束缚的患者变得更加焦躁不安。张艺川说："包扎时，会产生一定的疼痛，而这位老人又对这种疼痛表现得极为恐惧、敏感。这时，他的双手开始上举，想坐起来。这样不但会影响医生对他的包扎，还可能发生坠床的危险。"

就在这时，站在一边负责监护工作的张艺川二话没说，立马侧着身子，抱住了这位老人。张艺川说："患有阿尔茨海默病的老人就像小孩儿一样，给他一个拥抱，再轻轻拍拍他的后背，给他带去一丝安慰，给予一份力量，他就不再那么害怕了。"张艺川告诉记者，这位老人似乎感受到了这份安慰与鼓励，心情逐渐好了起来，包扎也就顺利地完成了。

护士的大爱精神体现在每一个细节中，我们应时刻做到"不忘初心、牢记使命"。

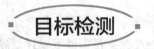

目标检测

答案解析

1．对带教老师的职业素养要求包括（　　）

    A．职业道德差　　　　　　　　B．训斥学生　　　　　　　　C．懂得尊重

    D．应激状态下不冷静　　　　　E．不贬低学生

2．教学查房时，查房前的准备包括（　　）

    A．主查者的准备　　　　　　　B．心理医生的准备　　　　　C．带教老师的准备

D. 康复师的准备　　　　　　　　E. 参与者的准备

3. 对带教老师的评价调查方法包括（　　）

A. 临床知识　　　B. 临床技能　　　C. 教学方法　　　D. 职业素养　　　E. 人文素养

4. 我国本科临床考试界可分为（　　）

A. 临床前阶段　　　B. 临床后阶段　　　C. 见习阶段　　　D. 实习阶段　　　E. 见习前阶段

5. 临床护理教育体系包括（　　）

A. 护理中专生　　　B. 大专生　　　C. 本科生　　　D. 进修　　　E. 培训

6. 护理工作者应具备的专业知识包括（　　）

A. 心理学　　　B. 社会学　　　C. 美学　　　D. 伦理学　　　E. 解剖学

7. 护理学科是（　　）与（　　）相交叉的学科

A. 自然科学　　　B. 社会科学　　　C. 人文科学　　　D. 伦理学　　　E. 美学

8. 教学管理工作是连续不断的过程，具有（　　）

A. 统一性　　　B. 间断性　　　C. 持续性　　　D. 不统一性　　　E. 不稳定性

9. 临床护理教育需要与（　　）建立稳定良好的关系

A. 教学管理小组　　　　　　B. 科研管理委员会　　　　　　C. 临床教学小组

D. 护理部　　　　　　　　　E. 后勤部门

10. 查房的时间为（　　）小时

A. 1.5　　　B. 0.5　　　C. 2　　　D. 2.5　　　E. 3

11. "三查八对"中的"八对"不包括（　　）

A. 姓名　　　B. 床号　　　C. 性别　　　D. 浓度　　　E. 温度

12. 临床护理工作包括（　　）

A. 执行医嘱　　　B. 基础护理　　　C. 专科护理　　　D. 护理操作　　　E. 口腔护理

13. 护理教育除了培养学生的专业知识和技能外，还需要培养（　　）能力

A. 人文关怀　　　B. 沟通　　　C. 突发事件　　　D. 抢救　　　E. 语言表达

（杨　帆）

书网融合……

 重点回顾　　　 微课　　　 习题

第十章 护理管理与法律、法规

学习目标

知识目标
1. **掌握** 《医疗事故处理条例》中医疗事故的定义、等级的划分；执业安全问题。
2. **熟悉** 我国与护理管理相关的各种法律、法规和政策；依法执业问题。
3. **了解** 我国对卫生法体系的定义；护士、患者的权利和义务。
技能目标
能运用护理相关法律、法规和条例指导护理执业活动。
素质目标
具备医疗法制观念；遵纪守法，保护自己的一切合法权益。

导学情景

情景描述：患儿，男性，1岁，因面色苍白、发热、呕吐5天，以营养不良性贫血入院。入院后医嘱：10%氯化钾10ml加入10%葡萄糖液500ml静脉点滴。值班护士没有认真查对医嘱，将10%氯化钾10ml直接静脉推注。注射完毕，发现患儿昏迷、抽搐、心脏骤停。立即组织抢救，行人工呼吸、心脏按压，注射钙剂、脱水剂等。患儿最终经多方抢救无效死亡。

情景分析：值班护士未认真执行医嘱最终造成患者抢救无效死亡，这是一起以违反诊疗护理常规、规范，因技术过失和责任过失为主要原因的医疗责任事故。护士应该承担相应的法律责任。

讨论：1. 此医疗事故属于几级？
　　　　2. 医院及值班护士应该承担什么法律责任？

学前导语：护理职业活动与人的健康和生命直接相关，认真贯彻执行与护理有关的法律、法规，是护理人员从业的首要条件，也是护理人员必须遵守的，护理管理者要依照相关法律、法规进行护理服务的规范管理。

PPT

第一节 与护理相关的法律、法规

一、卫生法体系与护理法

（一）卫生法体系

卫生法（health legislation）是由国家制订或认可，并由国家强制力保证实施，用以调整人们在卫生活动中各种关系的行为规范的总和，是我国法律体系中的一个重要组成部分。立法目的是维护国家安全，维护卫生事业的公益性地位，及时有效地控制突发公共卫生事件，维护卫生事业健康的有序发展。

卫生法的形式有法、条例、规范、办法、规定和通知等。卫生法体系由公共卫生与疾病防治法、医政法、药政法、妇幼卫生法、优生与计划生育法等法律、法规组成。

（二）护理法

护理法（nursing legislation）是由国家制订的、用于规范护理活动及调整这些活动而产生的各种社会关系的法律规范的总称。

👁 看一看

护理立法过程

1919年，英国率先颁布了世界上第一部护理法——《英国护理法》。

1921年，荷兰颁布了护理法。

1947年，国际护士委员会出版了一系列有关护理立法的专著。

1953年，世界卫生组织发表了第一份有关护理立法的研究报告。

1968年，国际护士委员会特别成立了一个专家委员会，制订了护理立法史上划时代的文件——《系统制订护理法规的参考指导大纲》。

1994年，我国出台《中华人民共和国护士管理办法》；2008年5月，我国颁布的《护士条例》也在执行的情况下进一步完善。

二、我国与护理工作相关的法律、法规和政策

（一）《护士条例》

国务院第二百零六次常务会议通过《护士条例》，于2008年5月12日开始实施《护士条例》。《条例》共6章35条，包括总则、执业注册、权利和义务、医疗卫生机构的职责、法律责任和附则6个部分。其制订和实施旨在维护护士的合法权益，规范护理行为，促进护理事业发展，保障医疗安全和人体健康。

1. 护士执业注册应具备的基本条件 按照《条例》的要求，申请护士执业注册应当具备4个条件。

（1）具有完全民事行为能力。18周岁以上的公民成年人，具有完全民事行为能力人，能独立进行民事活动，是完全民事行为能力人。16周岁以上不满18周岁的公民，以自己的劳动收入为主要生活来源的，视为完全民事行为能力人。

（2）学历要求为在中等职业学校、高等学校完成国务院教育主管部门和国务院卫生主管部门规定的普通全日制3年以上的护理、助产专业课程学习，包括在教学、综合医院完成8个月以上护理临床实习，并取得相应学历证书。

普通全日制，即完全脱产在校学习，不包括半脱产或在职的学历，如函授、电大、自考、成教等形式。

（3）通过国务院卫生主管部门组织的护士执业资格考试。

（4）符合国务院卫生主管部门规定的健康标准：①无精神病史；②无色弱、色盲、双耳听力障碍；③无影响履行护理职责的疾病、功能障碍或残疾。

2. 护士在执业中的法律责任 护士在执业活动过程中有下列情形之一的，由县级以上地方人民政府卫生主管部门依据职责分工责令改正，并给予警告；情节严重者，暂停其6个月以上1年以下执业活动，直至由原发证部门吊销其护士职业资格证书。

（1）发现患者病情危急未立即通知医师的。

（2）发现医嘱违反法律、法规、规章或者诊疗技术规范的规定，未依照本条例第十七条的规定提

出或者报告的。

（3）泄露患者隐私的。

（4）发生自然灾害、公共卫生事件等严重威胁公众生命健康的突发事件，不服从安排参加医疗救护的。

护士在执业活动中造成医疗事故的，依照医疗事故处理的相关规定承担法律责任。

护士被吊销执业证书的，自被吊销之日起 2 年内不得申请执业注册。

（二）《医疗事故处理条例》

中华人民共和国国务院第 351 号颁布，自 2002 年 9 月 1 日起施行。

按照《医疗事故处理条例》的规定，医疗事故是指医疗机构及其医务人员在医疗活动中，违反医疗卫生管理法律、行政法规、部门规章和诊疗护理规范、常规，过失造成患者人身损害的事故。根据对患者人身造成的损害程度分为 4 级。

1. 一级医疗事故　造成患者死亡、重度残疾的。

2. 二级医疗事故　造成患者中度残疾、器官组织损伤导致严重功能障碍的。

3. 三级医疗事故　造成患者轻度残疾、器官组织损伤导致一般功能障碍的。

4. 四级医疗事故　造成患者明显人身损害的其他后果的。

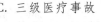 练一练10

造成患者死亡、重度残疾的医疗事故属于（　　）

A. 一级医疗事故　　　　B. 二级医疗事故　　　　C. 三级医疗事故

D. 四级医疗事故　　　　E. 特级医疗事故

答案解析

（三）《中华人民共和国传染病防治法》

自 1989 年 9 月 1 日起施行。

传染病防治法列入的法定传染病共 40 种，其中甲类 2 种，乙类 27 种，丙类 11 种。

1. 甲类传染病的病种　鼠疫、霍乱。实行强制管理。

2. 乙类传染病的病种　传染性非典型肺炎、艾滋病、病毒性肝炎、脊髓灰质炎、人感染高致病性禽流感、麻疹、流行性出血热、狂犬病、流行性乙型脑炎、登革热、炭疽、细菌性和阿米巴性痢疾、肺结核、伤寒和副伤寒、流行性脑脊髓膜炎、百日咳、白喉、新生儿破伤风、猩红热、布鲁氏菌病、淋病、梅毒、钩端螺旋体病、血吸虫病、疟疾、人感染 H7N9 禽流感、新型冠状病毒肺炎。实行严格管理。

传染性非典型肺炎、炭疽中的肺炭疽、新型冠状病毒肺炎被列为乙类传染病，但按照甲类传染病管理。

3. 丙类传染病的病种　流行性感冒，流行性腮腺炎，风疹，急性出血性结膜炎，麻风病，流行性和地方性斑疹伤寒，黑热病，包虫病，丝虫病，除霍乱、细菌性和阿米巴性痢疾、伤寒和副伤寒以外的感染性腹泻病，手足口病。实行监测管理。

（四）《中华人民共和国献血法》

自 1998 年 10 月 1 日起施行。

立法目的是保证医疗临床用血需要和安全，保障献血者和用血者身体健康，发扬人道主义精神，促进社会主义物质文明和精神文明建设。国家实行无偿献血制度。无偿献血是指公民向血站自愿、无报酬地提供自身血液的行为。国家提倡 18～55 周岁的健康公民自愿献血。

（五）《中华人民共和国侵权责任法》

自 2010 年 7 月 1 日起施行。

共 12 章 92 条，其内容涉及产品缺陷、交通事故、医疗损害、环境污染、网络侵权、动物致人损害等，与百姓生活、公众利益息息相关。其中医疗损害责任设专章予以规定（第七章），有 11 个条文。

医疗损害责任主要由医疗损害责任、医疗技术损害和医疗产品损害责任 3 部分组成。不再区分医疗事故与医疗过错，改变以往"举证责任倒置"，推定了医疗机构有过错的情况。

（六）与护士执业注册相关的法律、法规

1. 首次执业注册　护士首次执业注册应当自通过护士执业资格考试之日起 3 年内提出执业注册申请。护士执业注册有效期为 5 年。

2. 护士变更执业注册　护士在其执业注册有效期内变更执业地点的，应当向拟执业地省、自治区、直辖市人民政府卫生主管部门报告。收到报告的卫生主管部门应当自收到报告之日起 7 个工作日内为其办理变更手续。护士跨省、自治区、直辖市变更执业地点的，收到报告的卫生主管部门还应当向其原执业地省、自治区、直辖市人民政府卫生主管部门通报。

3. 延续执业注册　护士执业注册有效期届满需要继续执业的，应当在护士执业注册有效期届满前 30 日向执业地省、自治区、直辖市人民政府卫生主管部门申请延续注册。收到申请的卫生主管部门对具备本条例规定条件的，准予延续，延续执业注册有效期为 5 年；对不具备本条例规定条件的，不予延续，并书面说明理由。

4. 重新执业注册　对注册有效期届满未延续注册的，受吊销《护士执业证书》处罚，自吊销之日起满 2 年的护理人员，需要重新进行执业注册。

5. 注销执业注册　该证书自注销决定生效之日起失去效力，护士不能继续执业，继续执业属于违法。注销护士执业注册的特定情形包括：由于未申请延续护士执业注册、延续执业注册的申请未被批准，而造成护士执业注册有效期届满未延续的；护士死亡或者因身体健康等原因丧失行为能力的；护士执业注册被依法撤销、撤回，或者依法被吊销的。

第二节　护理工作中常见的法律问题

PPT

一、护理人员的职业权利和义务 🅔微课

（一）护士的职业权利

1. 保障护士的工资、福利待遇　护士执业，有按照国家有关规定获取工资报酬、享受福利待遇、参加社会保险的权利。任何单位或者个人都不得克扣护士工资，降低或者取消护士福利等待遇。对在艰苦边远地区工作，或者从事直接接触有毒有害物质、有感染传染病危险工作的护士，所在医疗卫生机构应当按照国家有关规定给予津贴。

2. 职业卫生防护　护士执业，有获得与其所从事的护理工作相适应的卫生防护、医疗保健服务的权利。从事直接接触有毒有害物质、有感染传染病危险工作的护士，有依照有关法律、行政法规的规定接受职业健康监护的权利；患职业病的，有依照有关法律、行政法规的规定获得赔偿的权利。

3. 职称晋升和参加学术活动　护士有按照国家有关规定获得与本人业务能力和学术水平相应的专业技术职务、职称的权利；有参加专业培训、从事学术研究和交流、参加行业协会和专业学术团体的权利。

4. 教育和参加培训　医疗卫生机构应当制订、实施本机构护士在职培训计划，并保证护士接受培

训。护士培训应当注重新知识、新技术的应用；根据临床专科护理发展和专科护理岗位的需要，开展对护士的专科护理培训。

5. 执业知情权、建议权 护士有获得疾病诊疗、护理相关信息的权利和其他履行护理职责相关的权利，可以对医疗卫生机构和卫生主管部门的工作提出意见和建议。

6. 其他职业权利 在护士培训、医疗机构配备护理人员的比例、政府对护理人员表彰等方面，也体现了对护理人员权利的保障。

（二）护士的职业义务

1. 依法执业 护士执业，应当遵守法律、法规、规章和诊疗技术的规定。护士执业过程中通过法律、法规、规章和诊疗技术规范的约束，护士履行对患者、患者家属以及社会的义务。

2. 紧急处置 护士在执业活动中，发现患者病情危急时，应当立即通知医师；在紧急情况下为抢救垂危患者生命，应当先行实施必要的紧急救护。

紧急处置要注意两点：①要及时将患者病情变化情况通知医生，以便医师从医学上对患者的病情做出一个准确的判断，提出更为专业到位的处置方案；②护士要力所能及地处置患者，缓解患者的病情，而不能坐等医师的到来。

3. 问题医嘱报告 护士发现医嘱违反法律、法规、规章或者诊疗技术规定的，应当及时向开具医嘱的医师提出。必要时，应当向该医师所在科室的负责人或者医疗卫生机构负责医疗服务管理的人员报告。

因此，护士在执行医嘱的过程中，如果发现医嘱书写不清楚；医嘱书写有明显错误，包括医学术语错误和剂量、用法错误；医嘱内容违反诊疗常规、药物使用规则；医嘱内容与平常医嘱内容有较大差别；其他医嘱错误或疑问，护士应当首先向开出医嘱的医师提出，要求该医师核实，经核对无误后应当由医师签字确认。

4. 尊重关爱患者，保护患者隐私 护士应当尊重、关心、爱护患者，保护患者的隐私。

5. 服从国家调遣 护士有义务参与公共卫生和疾病预防控制工作。发生自然灾害、公共卫生事件等严重威胁公众生命健康的突发事件时，护士应当服从县级以上人民政府卫生主管部门或者所在医疗卫生机构的安排，参加医疗救护。

二、患者的权利和义务

（一）患者的权利

患者的权利，是指患者患病后应享有的合法、合理的权利与利益。因此，患者的权利既适合法律所赋予的内容，也包含作为患者角色医护道德或伦理所赋予的内容。具体如下。

1. 平等医疗权 患者不论性别、民族、年龄、财产状况，都一律平等地享有获得符合有关机构认可标准的医疗卫生服务的权利。

2. 知情同意权 患者有权知道自己的病情，并对医务人员要采取的医疗措施进行决定。包括了解权、被告知权、选择权、拒绝权和同意权等。

3. 决定权 患者有权决定选择不同的医生，听取多方面的意见，再决定接受哪一种诊治方法；有权接受或拒绝任何药物、检验或治疗方法，并应知道所做决定可能引起的后果；有权决定是否参与医学研究计划。

4. 保护隐私权 患者资料必须保密，患者的尊严、文化、宗教背景应受到尊重。患者对在就医时所说的心理、生理及其他隐私有权要求保护。医务人员未经患者的同意，不能随意公开。

5. 医疗投诉权 患者及其家属有权对医生的诊治方法及结果提出质疑，有权向卫生行政部门和法律部门提出诉讼。

（二）患者的义务

患者的义务，是指患者应尽的责任。义务与权利是相对应的。患者在享有权利的同时，也应履行下列义务。

1. 配合医生诊疗　应向医护人员详细地陈述病情、病史，按医嘱接受治疗与护理。

2. 遵守医院规章制度　为尊重其他患者及医院职员的权利，应遵守医院所制订的规章制度。

3. 尊重医务人员及其劳动　医护人员在工作中如果出现失误，患者及家属可以按正常途径提出或上诉，但决不允许出现患者打骂医护工作者、侵犯其人身安全的行为。

4. 支付医疗费用　按时、按数缴纳医疗费用，这是医院正常医疗秩序得以维持的必要保证。

5. 保持和恢复健康　健康不仅是公民的权利，也是一项应尽的义务，体现了对家庭、对社会的责任；作为患者，有责任改变自己不良的生活习惯，发挥自身在预防疾病和增进健康中的能动作用，掌握自身健康的主动权。

6. 支持医学科学发展　此义务必须以患者知情同意为前提。患者有义务用自己的实际行动支持医疗护理工作的发展，如新药、新技术的使用，以及死后捐献遗体或部分器官组织。

三、依法执业问题

（一）侵权行为与犯罪

侵权行为，是指医护人员对患者的权利进行侵害导致患者利益受损的行为。侵权行为主要涉及侵犯自由权、侵犯生命健康权、侵犯隐私权。侵权行为是违反法律的行为，情节严重者要承担刑事责任。

1. 侵犯自由权　患者的自由权受宪法保护，护士执业时，应重视患者的自由权，保证患者的自由权，如护士以治疗的名义非法拘禁，或以其他形式限制和剥夺患者的自由，都是违反宪法的。

2. 侵犯生命健康权　《刑法》第三百三十五条规定，医务人员由于严重不负责任造成就诊人员死亡或者严重损害就诊人身体健康的，处3年有期徒刑或拘役。护士执业时，错误使用医疗器械，不按操作规程办事，造成患者身体受损；使用恶性语言和不良行为，损害患者利益，都侵犯了公民的生命健康权。

3. 侵犯隐私权　主要表现在个人信息暴露、个人空间暴露和个人活动暴露3个方面。

（二）失职行为与渎职行为

1. 失职行为　是主观上的不良行为或明显的疏忽大意，造成严重后果。举例如下。

（1）对危急重症患者不采取任何急救措施或转院治疗，不遵循首诊负责制原则，不请示医生进行转诊，以致贻误治疗或丧失抢救时机，造成严重后果的行为。

（2）擅离职守，不履行职责，以致贻误诊疗或抢救时机的行为。

（3）护理活动中，由于查对不严格或查对错误，不遵守操作规程，以致打错针、发错药的行为。

（4）不认真执行消毒、隔离制度和无菌操作规程，以致患者发生交叉感染的行为。

（5）不认真履行护理基本职责，护理文书书写不实事求是等行为。

2. 渎职行为　是利用职务上的便利或者徇私舞弊、滥用职权、玩忽职守，妨害正常的护理活动，违犯护士职业道德要求，如为戒酒、戒毒者提供酒或毒品，是严重的渎职行为。窃取病区麻醉限制药品，如哌替啶、吗啡等，或自己使用成瘾（视为吸毒），贩卖捞取钱财构成贩毒罪，将受到法律严惩。

（三）临床护理记录不规范

临床护理记录主要包括一般护理单、体温单、执行医嘱记录、护理病历、护理计划等。它们不仅是检查衡量护理质量的重要资料，也是医生观察诊疗效果，调整治疗方案的重要依据。

不认真记录或漏记、错记等，均可能导致误诊误治，引起医疗纠纷。临床护理记录在法律上的重要性，还表现在记录本身也能成为法庭上的证据，若与患者发生了医疗纠纷或与某刑事犯罪有关，此时护理记录将成为判断医疗纠纷性质的重要依据，或成为侦破某刑事案件的重要线索。因此，在诉讼之前对原始记录进行添删或随意篡改都是违法行为。

（四）执行医嘱的问题

医嘱通常是护理人员对患者施行诊断和治疗措施的依据。一般情况下，护理人员应一丝不苟地执行医嘱，随意篡改或无故不执行医嘱都属于违规行为。但若发现医嘱有明显的错误，护理人员有权拒绝执行，并向医生提出质疑和申辩；反之，若明知该医嘱可能会给患者造成损害，酿成严重后果，仍照旧执行，护理人员将与医生共同承担所引起的法律责任。

（五）麻醉药品与物品管理

麻醉药品主要指哌替啶、吗啡类药物，临床上用于晚期癌症或术后镇痛等。护理人员若利用自己的权力将这些药品提供给一些不法分子倒卖或吸毒者自用，则事实上已经构成参与贩毒、吸毒罪。因此，护理管理者应严格贯彻执行这类药品管理制度，并经常向有条件接触这类药品的护理人员进行法律教育。另外，护理人员还负责保管和使用各种贵重药品、医疗用品、办公用品等，绝不允许利用职务之便将这些物品占为己有。如占为己有，情节严重者，可被起诉犯盗窃公共财产罪。

（六）实习护生的职责范围

明确实习护生的职责范围是正在学习的护理专业的学生，未取得护士执业证书尚不具备独立工作的权利。如果在执业护士的指导下，因操作不当而给患者造成损害，发生护理差错或事故，除本人负责外，带教护士也要负法律责任。若实习护士离开注册护士的指导独立进行操作，对患者造成了损害，就应承担法律责任。

四、执法安全问题

（一）护理禁业问题

《护士条例》第二十一条明确规定，医疗卫生机构不得允许下列人员在本机构从事护理工作：未取得护士执业证书的人员；未按规定办理执业地点变更手续的护士；执业注册有效期满未延续注册的护士；虽取得执业证书但未经注册的护士。

（二）职业安全问题

职业安全是以防止职工在执业活动过程中发生各种伤亡事故为目的的工作领域及在法律、技术、设备、组织制度和教育等方面所采取的相应措施。由于工作环境的复杂性及服务对象的特殊性，护理人员面临着的职业危害主要有生物性危害、化学性危害、物理性危害和心理社会危害。护士在执业活动中，有获得与其所从事的护理工作相适应的卫生防护、医疗保健服务的权利。《护士条例》第三十三条也明确规定：扰乱医疗秩序，阻碍护士依法开展执业活动，侮辱、威胁、殴打护士，或者有其他侵犯护士合法权益行为的，由公安机关依照治安管理处罚法规定给予处罚；构成犯罪的，依法追究刑事责任。

？ 想一想

护士面临的职业安全问题主要有哪些？

答案解析

（三）职业保险问题

职业保险是指从业者通过定期向保险公司交纳保险费，使其一旦在职业保险范围内突然发生责任事故时，由保险公司承担对受损害者的赔偿。

职业保险的作用：保险公司可在政策范围内为从业者提供法定代理人，以避免其受法庭审判的影响或减轻法庭的判决。保险公司可在败诉以后为其支付巨额赔偿金，以使其不至于因此造成经济损失。因受损害者能得到及时合适的经济补偿，从而能减轻自身负罪感，较快地达到心理平衡。参加职业保险是对护理人员自身利益的一种保护，它虽然并不能摆脱护理人员在护理纠纷或事故中的法律责任，但实际上却能在一定程度上抵消其为该责任付出的代价。同时，在职业范围内，护理人员对患者负有道义上的责任，决不能因护理的错误而造成患者经济损失，参加职业保险也可以为患者提供保护。

❤ **护爱生命**

什么是慎独？"慎独"在《辞海》中的解释：在一个人独处时也能谨慎不苟。俗指一个人在独处无人监督的情况下，也能把事情做好，不做坏事。现代医德赋予"慎独"的意义：当护士在无上级监督、无同行关注时，也能自觉遵守医德准则，能按照操作规程办事，且主动地、预见地、有条不紊地为患者服务，不做任何有损患者健康的事。

护士在工作中要始终牢记慎独精神，对自己负责，也是对患者负责，更是对生命负责。

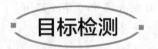

答案解析

1. 下列属于执业安全问题的是（　　）

    A. 侵权行为　　　　B. 失职行为　　　　C. 记错血压　　　D. 遭受人身伤害　E. 输血反应

2. 下列属于医疗事故的是（　　）

    A. 在紧急情况下，为抢救垂危患者生命而采取紧急医疗措施，造成不良后果

    B. 在医疗活动中，由于患者病情异常或者患者体质特殊而发生医疗意外

    C. 因患方原因延误诊疗导致不良后果

    D. 因输错血导致不良后果

    E. 无过错输血造成不良后果

3. 护士查对不严格，给患者发错药属于（　　）

    A. 侵权　　　　　B. 失职　　　　　C. 犯罪　　　　D. 渎职　　　　E. 过错

4. 护士在紧急情况下，为抢救患者生命实施必要的紧急救护，但不包括（　　）

    A. 必须依照诊疗技术规范

    B. 必须有医师在场指导

    C. 根据患者的实际情况和自身能力水平进行力所能及的救护

    D. 避免对患者造成伤害

    E. 遵医嘱给药

5. 护士发现医师医嘱可能存在错误，但仍然执行错误医嘱，对患者造成严重后果，该后果的法律责任承担者是（　　）

    A. 开写医嘱的医师　　　　　　　　　　　　　　B. 执行医嘱的护士

C. 医师和护士共同承担

D. 医师和护士无须承担责任

E. 医疗机构承担责任

6.《护士条例》的根本宗旨是（　　）

    A. 维护护士合法权益

    B. 促进护理事业发展，保障医疗安全和人体健康

    C. 规范护理行为

    D. 保持护士队伍稳定

    E. 加强护士管理

7. 以下属于护士权利的是（　　）

    A. 遵守法律、法规、规章和诊疗技术规范的规定

    B. 保护患者隐私

    C. 对医疗卫生机构和卫生主管部门的工作提出意见和建议

    D. 发现患者病情危急，立即通知医生

    E. 服从国家调遣

8.《中华人民共和国献血法》规定的无偿献血年龄是（　　）

    A. 15～55 岁　　　　B. 18～55 岁　　　　C. 18～50 岁　　　　D. 20～60 岁　　　　E. 14～65 岁

9. 以下可作为申请护士执业注册学历证书的是（　　）

    A. 成人高等学校全日制护理学专业专升本毕业证书

    B. 普通中等专业学校 3 年制全日制普通中专毕业证书

    C. 普通高等学校夜大护理学专业大专毕业证书

    D. 高等教育自学考试护理学专业本科毕证书

    E. 重点高等医学教育机构网络教育毕业证书

10. 申请注册的护理专业的硕士研究生，在教学或综合医院完成临床实习，其时限至（　　）

    A. 1 个月　　　　B. 3 个月　　　　C. 8 个月　　　　D. 10 个月　　　　E. 12 个月

11. 针对护士在执业活动中面临的职业危害问题，《护士条例》中未规定的是（　　）

    A. 护士应当获得与其所从事的护理工作相适应的卫生防护、医疗保健服务

    B. 从事有感染传染病危险工作的护士，应当接受职业健康监护

    C. 不得要求护士从事直接接触有毒有害物质的危险工作

    D. 护士患职业病的，有依照有关法律、行政法规规定获得赔偿的权利

    E. 从事直接接触有毒有害物质的护士，应当按照国家有关规定给予津贴

12. 以下不属于患者义务的是（　　）

    A. 如实提供病情和有关信息　　　　　　　　B. 避免将疾病传播给他人

    C. 尊重医师和他们的劳动　　　　　　　　　D. 不可以拒绝医学科研试验

    E. 支付医疗费用

13. 遵照《医疗事故处理条例》的规定，造成患者中度残疾、器官组织损伤，导致严重功能障碍的医疗事故，属于（　　）

    A. 四级医疗事故　　　　　　　　　　　　　B. 二级医疗事故

    C. 三级医疗事故　　　　　　　　　　　　　D. 一级医疗事故

    E. 严重医疗事故

14. 关于患者的权利，以下说法正确的是（　　）

A. 患者都享有稀有卫生资源分配的权利

B. 患者都有要求开假休息的权利

C. 护士在任何情况下都不能剥夺患者要求保密的权利

D. 患者被免除社会责任的权利是随意的

E. 知情同意是患者自主权的具体形式

15. 以下法规性文件中，法律效力最低的是（　　）

A.《护士条例》　　　　　　　　　　　B.《中华人民共和国宪法》

C.《中华人民共和国执业医师法》　　　D.《医院感染管理办法》

E.《中华人民共和国传染病法》

书网融合……

 重点回顾　　　　　　e 微课　　　　　　习题

参考文献

［1］陈秋云，吴文君.护理管理学［M］.北京：北京大学医学出版社，2020.

［2］周建军，汪淼芹.护理管理学基础［M］.北京：人民卫生出版社，2016.

［3］何曙芝.护理管理［M］.北京：人民卫生出版社，2020.

［4］陈锦秀，全小明.护理管理学础.北京：中国医药科技出版社，2016.

［5］何曙芝，傅学红.护理管理学基础［M］.北京：中国医药科技出版社，2018.

［6］王所荣.护理管理学［M］.北京：中国医药科技出版社，2015.

［7］吴欣娟，王艳梅.护理管理学［M］.4版.北京：人民卫生出版社，2017.

［8］周颖清.护理管理学［M］.北京：北京大学医学出版社，2019.

［9］周更苏，周建军.护理管理学［M］.北京：人民卫生出版社，2020.

［10］汪辉.护理管理学［M］.北京：人民卫生出版社，2014.

［11］周更苏，白建英.护理管理学［M］.北京：人民卫生出版社，2016.

［12］张振香.护理管理学［M］.3版.北京：人民卫生出版社，2018.

［13］李玉翠，任辉.护理管理学［M］.北京：中国医药科技出版社，2016.

［14］谢红，赵素梅.护理管理学［M］.5版.北京：北京大学医学出版社，2016.

［15］郭彩云，刘耀辉.护理管理学［M］.北京：中国医药科技出版社，2015.

［16］肖金华，曹芬.人性化管理理论在护理管理中的应用探讨［J］.医学信息，2011，24（6）：36-76.

［17］郑修霞.护理教育导论［M］.北京：北京大学医学出版社，2011.